健康と霊性

—WHO（世界保健機関）の問題提起に答えて—

小田 晋・中嶋 宏
萩生田千津子・本山 博

宗教心理出版

序

一九九八年、WHO委員会において、「健康の定義」を新しく見直そうという提案がなされた。すなわち、従来の「健康とは、単に疾病または虚弱でないばかりでなく、身体的、精神的および社会的に安寧な状態（ウェルビーング）である」という定義を、「健康とは、（中略）身体的、精神的、社会的および霊的（スピリチュアル）にダイナミックに安寧な状態である」と改めようという提案であった。この提案はWHOの一九九九年の総会において「事務局長のレビューの下におく」として、討議の議題から外されたが、この提案が世界の各界に与えた衝撃は大きかった。

WHOのこの提案に対する答えとして、私の主宰するIARP（国際宗教・超心理学会）では、二〇〇〇年七月の年次大会に、この提案がなされた当時のWHO事務局長をしておられた中嶋宏氏、わが国における犯罪精神医学・精神鑑定の権威、小田晋氏、車椅子女優と自ら名乗り、交通事故後の重度の障害をのりこえ日本各地で民話の語り部として活躍されている萩生田千津子氏をお招きして、「人間の健康とは何か」についてお話しして戴き、さらに討論もして戴いた。

最近は「人間の健康」ということが、この恵まれた物質的な生活を享受している現代人にとっては、一番の関心事であるように思われる。疑似宗教のようなものが、「健康」というものを売り物にして、いろいろな人を迷わしたり、あるいは健康にしたり、あるいは本当に健康でない状態にしたり、そういう状態が今日本の中ではいろいろなところで起きている。

人間が生まれて四、五百万年になるが、古来から、人間の生き方については二通りあったように思う。一つは、霊との交わり、あるいは人間以上のものとの交わり、先祖の霊との交わり、あるいは神々との交わり、そういうものを通して、人間はどう生きるべきか、つまり良心の問題とか、どういうふうに平和な安定した社会をつくっていくかという面と、もう一つは、大昔では、家も十分になくて洞穴のような所に住んだりしていたのが、石器時代、旧石器時代になって、だんだんに小さな掘っ立て小屋のようなものが縄文時代に出来た。そういう物質的に豊かな生活を追い求めるというもう一つの面があった。

ついこの二、三百年前のいわゆる産業革命というのが起きて、人間に必要な食物とか住居とか、衣食住の問題が、非常に大量に生産されるようになった。そして資本主義が発達し、科学が発達をした時代という、そういう社会的な環境の下で、人間がいつのまにか物質的に豊かな生活に慣れてくると、後戻りすることは非常に難しい。資本主義のもとで物質的に豊かな生活を追う、それは現在もどんどん進んでいるが、一方、何か、心を忘れた状態も進んでいるように思われる。最近のいろいろな世相を見ても、簡単に人を殺したり、誘拐をしたり、銀行に強盗に入ったりする。その背景にはやはり金ということ、あるいは、自分の個人的な、自閉的な、社会についていけない性質、だんだんにそういうものが募って、それがこの頃の言葉で言えば「キレる」というふうなことなのであろう。しかしそういうふうにキレることをコントロールする躾とか良心の植付けとか、そういうものがない。ただ物だけを与えて豊かな生活をさすという、そういうものが、いわゆる文明国、特に日本の中では、今いろいろな問題を生み出していると思う。

私は、人間というのは、身体と心、その上に、古来から人間がつい二、三百年前まではそれに従って生活をしていた霊的なもの、あるいは宗教的なものの規範があった時に、その生活は個人の上でも安定をしていたように思う。

WHOの、「スピリチュアリティ」ということを健康の中に入れないと人間というのは成り立たないのではないか、そういう観点は、要するに、人間を身体、心、魂という三つの全体として見ていこうというところにその基本があるように思われる。

人間とは何か、人間の健康とは何か、その中に魂というものがどういう役割を果たすべきなのか、あるいは果たすべきであると予想するか、各氏のそれぞれのご専門分野からのお話しと討論をとおして、読者の皆さんに人間の健康あるいは人間観というものを、深く見直して戴くことができたら有難いと思う。

本山　博

目 次

序――本山 博 i

健康の定義とスピリチュアル・ダイメンション 1
――中嶋 宏（WHO名誉事務局長、国際医療福祉大学国際医療福祉総合研究所所長）

私とWHO憲章改訂案／スピリチュアル・ヘルスが問題となる理由／ポスト福祉国家／WHO憲章における健康の定義改正の試み／十九世紀精神神経学の発展と医療／二十世紀の精神病理学／第二次大戦後の精神医学の発展――心の医学へ／スピリチュアルとは何か／宗教の二つの側面／スピリチュアル・ヘルスと身体的健

康の統合／スピリチュアル・ヘルスの動的側面／気と心の養いと開発発展／精神的養気／身体的養気／ともに感じ、ともに生き、ともに繁栄を分かち合う／教育とスピリチュアリティ／良い、やさしい心を創り育てるために

精神的健康の新しい次元　57
——小田　晋（筑波大学名誉教授、国際医療福祉大学教授）
はじめに／精神医学の歴史的展望とＷＨＯ／精神的健康の定義と「生き甲斐」／新しい健康の定義とＷＨＯ／健康における「霊性」の意義

自分史を語る　91
――萩生田　千津子（女優）
はじめに／心があるということ／民話――鬼との出遇い／魂なる鬼／民話で伝えたいもの／母の教え――人間の子／もう一人の自分がほしい／もう一人の自分――女優！／高校担任の先生の教え――目的があるならよい／広く豊かな愛と信頼に応えて／心の友／杉村春子の教え――明日に向かって生きる／水上勉先生の教え――命を使う／数々の出遇いと教えに支えられて／With You！

人間の健康　141
――本山　博（IARP会長、CIHS学長）
人間は身・心・魂よりなる／魂はある――私の体験から／魂はある――魂に目覚め

た人は自分の臓器機能をコントロールできる／魂はある——魂に目覚めた人は他人の身体機能をコントロールできる／魂が魂に働きかけることによって／物を形成する力とは／アストラルの魂、カラーナの魂／身体や心と健康・不健康（病気）／心や魂と善・悪／カラーナの魂と形成力／カラーナの魂に目覚めよう

［パネルディスカッション］
人間の健康とは何か 181
——WHO（世界保健機関）憲章の「健康」の定義をめぐって——

——**小田　晋**（筑波大学名誉教授、国際医療福祉大学教授）
——**中嶋　宏**（WHO名誉事務局長、国際医療福祉大学国際医療福祉総合研究所所長）
——**萩生田　千津子**（女優）

健康の定義とスピリチュアル・ダイメンション

WHO名誉事務局長
国際医療福祉大学国際医療福祉総合研究所所長
医学博士

中嶋　宏

なかじま・ひろし
一九二八年千葉市生まれ。五四年東京医科大学卒。五六年フランス政府奨学生、パリ大学医学部精神科助手。五八～六七年フランス国立衛生研究所員。七四年世界保健機関（WHO）科学官。七九～八四年WHO西太平洋地域事務局長。八四年には、公衆衛生学分野における日本最高の賞である小島賞を受賞。医学博士。八七～九八年WHO事務局長。退官後WHO名誉事務局長となる。現在、国際医療福祉大学国際医療福祉総合研究所所長、並びに東京医科大学難病治療センター所長。二〇〇〇年勲一等瑞宝賞を受賞。

健康の定義とスピリチュアル・ダイメンション

中嶋　宏

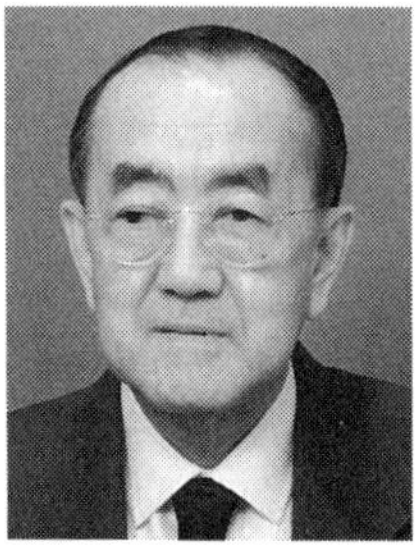

私とＷＨＯ憲章改訂案

今日は、私、皆さんとご一緒に、スピリチュアルな側面というものがいかに健康の中で重要かということを考えてみたいと思います。

先年、ＷＨＯ憲章全体の見直しの中で、私が在任中には、理事会で、「健康」の定義の内に、スピリチュアルな側面でのwell-beingというものを「入れる」ことについて総会の議題とすることが表決されたのですけれども、残念ながら、私が退官しましてからの総会で、「現行の憲法でよろしい」というようなことで、スピリチュアルなダイメンションということを「入れない」「事務局長のレビューの下におく」ということになったわけでございます（そのいきさつは後からまたご紹介いたします）。

一部の執行理事、特にその頃はイスラム系の方がかなり多かったわけですけれども、その方たちがスピリチュアル・ヘルスということを提案なさった時に、私はもう精神科医の仕事はやめていましたが、実は出身は精神科でしたから、スピリチュアルということを何か東洋的に考えてみてはどうかと思っていました。また、精神医学の臨床は離れましたけれども、ずっと続けて精神医学的あるいは精神衛生的な問題については興味がありました。また、フランス流の哲学的な考えがいかに人間の心の健康に関連しているかというようなことを、文献やいろいろの著作で読みました。実際に研究したことはこれとはまったく反対の、新しい精神科領域における薬物療法の開発でございまして、これは私の恩師のドレイ教授と一緒に初めからスタートしたわけですが、そんなようなことで、ずっとスピリチュアル・ヘルスのことは考え続けてきていたわけです。

私は、日本でインターンの前の学生時代から精神病院に泊り込んで患者さんと一緒に話しをしたり実習したり、それから東京医大に入ってからも、臨床やその他で、いろいろの新しい精神医学というものがこれから出来ないかということを考えていたわけです。若い精神科医の一人として、亡くなられた順天堂の学長の懸田（克躬）先生を中心として、もうお辞めになりました福岡大学の西園（昌久）教授のような、精神分析学者の草分けのような方ともお話ししました。

私がフランスに行った頃は、例の、ジャン・ポール・サルトルのような実存主義の華やかな時代でした。サン・ジェルマン・デュ・プレでいろいろ街頭での演説とか討論もやりました。実存主義の時代だったわけで、私は精神科の留学生としての勉強やあるいはフランスの精神病院で働いたのとは又別に、非常に興味をもったわけです。私の働いた精神病院の中では精神分析グループがございまして、有名なラカン先生がいろいろ講義をするのですが、私たちは「ラカンさんはようわからんさん」と、どうもあまりわからないと言っていました。

そういうことで、ヨーロッパ分析グループの中でもいろいろの派がございます。それからもちろんユングさんのグループですが、ユングさんのグループについては、また後で私の考えを言わせていただきたいと思います。

それではスライドをお願いします。

スピリチュアル・ヘルスが問題となる理由（スライド1）

先ずお話しするのは、スピリチュアルの問題の前に、なぜこれからの二十一世紀にスピリチュアルな問題を取り上げなければいけないかということです。

ご存知のように、十九世紀から、政治的、経済的な変動が非常に起きてきたわけです。先ず第一に家族の問題、それからドイツその他のヨーロッパにおける国家の再編成、それから米国においてはいわゆる米国コミュニティの問題ですね。政治的なコミュニティ、宗教的なコミュニティでないものが初めて出来てきた。そして産業革命の後、英国を中心にするような「Transnational（超国家企業）というものが生まれてきたわけです。それから、戦後、「国連による政治的な安全保障」。ここまでは国は社会保障よりも安全保障を先行していたわけです、国を守るために。

それからだんだんに今度は経済的な問題が起きてまいりまして、「国連 Bretton-Wood 機関（世界開発銀行ＩＭＦ）による経済的安全保障」というのが出来たわけです。ですから、先ず政治的な安全保障、次に経済的な安全保障、そして「国連・ＵＮＣＴＡＤ（国連通商開発会議）による経済再配分と途上国開発」。これは日本では援助、援助といっておりますが、やはり一つの新しい動きとして、経済的な再配分を行なうという、イコールな立場で各国が助け合うというようなことが出てきたわけです。そのうちに今度は、Multinational（多国籍企業）、国際企業というものが出てくる。国際企業というのは国籍がない企業で、どこか変なところに会社があって、税金のない土地にお金をもってくるとかそういうようなこともございましたが、こういう国際企業というのが出てきます。また、政治的には、地域連合、ＡＳＥＡＮであるとか、ヨーロッパ共同体（ＥＵ）、ＭＥＲＣＯＳＵＲ（南米経済協力体）、ＮＡＦＴＡ（北アメリカ自由貿易協定）というようなものが起きてきた。そして今大きな問題になっているのは、いわゆるグローバルな経済的共同体（ＷＴＯ）、この経済共同体の中にやはり「健康」の問題も入ってきているわけです。ただ問題なのは、グローバル経済共同体（WTO）とグローバルなリーダーシップをもちたいという米国との間の葛藤ということがあります。

こういうような政治的経済的な変遷も、これはもっとたくさんありますが、我々はこの二十世紀の最後に認めなければいけないと思います。

社会変動としては、「家庭」というものが日本でも崩壊し、米国でも家庭崩壊、ヨーロッパは日本ほどではありませんが、だんだんと家庭崩壊が起きてきております。フランスなんかではまだまだ家庭というものが重要です。そのかわり、米国、ヨーロッパではだんだんと、北欧も含めて、「社会的な共同体」というものが出来てきたわけです。職業の共同体ではなく、社会的な、その土地の住民のソーシャルな共同体で、これは県とか都とかという地方分権とは違うわけです。

それから優先的な「国家安全保障」ということ。日本の或る人は、日本の健康保険とか社会保障の一部は、富国強兵で、男の方が兵隊に出た後の家庭を国が守るというようなことから、「社会安全保障」というようなものが出来てきたと言う人がいますが、やはり先ず国を外敵から守る、富国、それから社会安全保障というものが戦前から起きてきたわけです。

ＷＨＯは一九七八年にユニセフと共同で新しい「社会正義」を唱えました。これが有名なHealth for Allという概念です。現在問題になっているのは、多くの国で難民とか地域紛争がたくさんあるわけですが、この場合に、国家安全保障の問題の方が優先で、福祉国家ということがだんだん財政資源のために難しくなってきている。日本憲法では、ご存知のように、国民の社会保障、社会福祉、そして公衆衛生を国が責任をもつというようなことが憲法二十四条に出ているわけです。ところが、たとえば米国の憲法をお読みになった方がおられると思いますが、米国では「社会保障」はもうないのです。私の家内はアメリカ人なのですけれども、アメリカ人と結婚すると「社会保障ナンバー」という背番号を付けられるのです。私が、社会保障ナンバーをくれるのだったら、何か私にもいい社会保障をアメリカに行ったときにしてくれるのかと訊いたら、別にそれは無いということでした。一九九六年には、ついに「社会保障」の条を憲法から外してしまいました。法学者の方は、もうすでに米国だけではなくて、ヨーロッパも、間もなく日本も「ポスト福祉国家」になるのではないかということを唱えています。

ポスト福祉国家というのはどういうことかというと、福祉国家というのは、「強い国家と地方自治体が弱い個人」を助ける。ところがポスト福祉国家というのは、国、政府は経済的な問題、政治的な問題でだんだん弱くなってくる。それで、個人が自分で助けなければいけない。いわゆる「弱い国家と地方自治体、そして強い個人」、まさにこの、弱い国家と弱い地方自治体の故に個人がだんだん強くならなければならないということからこそ、スピリチュアル・ヘルスが健康の定義の中に入ってきたというふうに私は了解しております。

ポスト福祉国家（スライド2）

それでは、ポスト福祉国家の社会というのはどういうことかというと、先ほど申しましたような社会再配分の崩壊と、それから、個人のことも考えたいわゆる公的な援助とお互いの助け合い、それから自分自身を助けるという、ニュー・ヘルス・フォー・オール・パラダイムというものを作らなければいけない。それから、「需要供給市場と新しいサービスパラダイム」を作るということ。その新サービスパラダイムには、「人間中心であり、知的所有権を皆さんが分かち合う。そしてスピリチュアルな側面〜やさしい心」、そういうような面を作っていかなければいけないということ。究極的な目標は、やはり「やさしい心」をつくることこそ、スピリチュアルな側面ではないかと思っております。

日本の先端医療はどんどん進んでおりますけれども、今までのような、「デカルト的科学論理に基づいた医療」から「総合医療福祉サービス」という、いわゆる各個の問題について三段論法で証明しながら診断治療をやっていくというようなことから、だんだんとこれからの新しい科学論理に移ってくると思います。それから、さっき言ったような「強い自己依存とセルフケアの発展」、これもスピリチュアル・ヘルスの中には非常に大きなコンポーネントを示していると思います。

もう一つは「健康意識改革：総合保健トータルヘルス」ということで、これは、厚生白書ではなくて通産白書の中に出てきています。将来のヘルスサービスの問題について、いわゆるトータルヘルスの問題を、「ポジティブヘルス、そしてアクティブ・エージング」ということから捉える、つまり年をとるまで働きながらどこでも社会参加ができるようなアクティブ・エージングということを私は主張しているわけです。

もう一つは子育ての問題です。子育ては単に結婚して出産するだけではなく、「生涯における母子保健の問題」ということ、これはやはりポスト福祉国家の一つの大きな問題です。

それから「スピリチュアルを健康の定義に追加の提案の意義」、これこそ、ポスト社会福祉国家を考えて、定義を入れたと思います。ところが、世紀末というのはいろいろなことが起きるわけでございまして、この「一九九九年第五二回世界保健総会での、スピリチュアルの追加についての総会討議を除外し、憲章改正必要なしとの決定」といったようなことは、私には、二十世紀の世紀末的現れだと思われます。この反響が二十一世紀にどう出るかと心を痛めていました。しかし今日、私が非常に驚いたことは、こんなに多くの方が日曜日にスピリチュアルの問題について考えるためにこの会場に集まっておいでになっているということでございます。これはやはり新しい二十一世紀の希望だというふうに思われます。

もう一つ、「文明の衝突と地域文化の葛藤」というのはまだまだこれから続くわけですから、こういうような問題をいかにして、スピリチュアル・ヘルスとかこういうものを考えながら、解決していくかというのが、二十一世紀の、平和で幸福な社会をつくる目的だと思います。

ＷＨＯ憲章における健康の定義改正の試み（スライド３）

「ＷＨＯ憲章における健康の定義改正の試み」というのは、厚生省から出ておりました『ターミナルケア』という雑誌に津田重城先生がかなり長く、いきさつを書いておられます。

一九九八年一月、まだ私がＷＨＯの事務局長をやっておりました時には、理事会で賛成二十二、反対〇、棄権八（定数三十二）で、圧倒的多数をもって「スピリチュアル・ヘルスをＷＨＯ憲章の中に入れる」という決議案が出て、この決議案を総会にもっていくということになったわけです。ところが、私が辞めてから（私は一九九八年七月に退官しました）、新しい事務局長になって、一九九九年五月の決定では、「現行憲章を支持する。改正案はスピリチュアルな側面も含めて事務局長のレビュー下に置く」ということになりました。

一九九八年での賛成の理由は、かなり広い意味での賛成の理由がございました。たとえば、現在の医療において人間の尊厳を侵すような医療が非常に行なわれているというようなこと。スピリチュアル・ヘルスを入れなければ医の倫理は立たないというようなこと。それから、スピリチュアル・ヘルスというものを考えなければクオリティ・オブ・ライフ（質のいい生活）、それからクオリティ・オブ・ウェルビーング（安寧な生活）ができないというようなことを、特に途上国関係の方は言われました。

一つおもしろかったのは、この賛成の中に英国が入っていたのです。しかしながら、英国も、他の先進国が一緒だったものですから、「重要であり賛成だけれども、もう少し考慮に置く。もっと長くこの問題を考えなければいけない」ということを出してきた。特にオランダ、ドイツ系統の方たちは、「この問題は重要な問題であるから」ということで引き延ばしにしてしまって、廃案にしたということなのです。ただしその後、事務局長がこの問題を取り上げているというようなことは聞いておりませんので、私の考えているスピリチュアル・ヘルスということを、これから皆様方にご紹介していきたいと思います。

十九世紀精神神経学の発展と医療（スライド4）

私は精神科医でございましたので、皆さまにはちょっと難しいかもしれませんけれども、いわゆる十七世紀の終わりから現在までの精神医学の流れを私なりに纏めてみました。

フランス革命の時に、有名なピネルというフランスの精神科医が、精神病者を鎖からはずして開放したということは、皆様ご存知だと思います。十九世紀の精神医学発展の中では、もちろんドイツの古典精神病理学、クレペリン、ヤスパースの分類というようなものがございます。それから、シャルコーというのは神経病理学者ですが、フロイトはまずシャルコーのところで勉強をして、精神分析の先鞭を作ったわけです。フランスにはその他にピネル、エスクロールというような、最近まで古典的な症候学的な精神病理学があったわけです。

ただ、十九世紀には、少なくともフランスにおいては、（実は、これが今回のWHO憲章にスピリチュアルなダイメンションを健康の定義の内に入れようとする内部の意識としてあったのではないかと思いますけれども）いわゆる民間療法、特におまじないですけれども、三つの大きな民間療法があったわけです。それはメスメル、ヒプノーシス、スピリチュアリスムです。

ここで皆様方にはっきりわかっていただきたいのは、「スピリチュアリスム」と「スピリチュアリティ」とはまったく違うものであるということです。その理由はまた後でご説明します。しかし精神分析や人間を中心とした精神病理学が出てきたものでございますので、民間療法がなくなってしまったり、改変したり、地下にもぐってしまった。たとえばメスメリスムなんかはもう一度元に戻ろうとしているようですが、これが十九世紀には非常に大きく発展していた。精神分析をやる方は時々これを忘れるのです。世紀末にはこういうおまじない式のものが流行して、最後にはラスプーチンなどというのが、ほとんどロシアの政治の最高顧問をしていたわけです。

二十世紀の精神病理学

しかし病理学的な精神医学が二十世紀の精神病理学に向けて統一され、新しい症候群の分類というものが出来てきました。

私のもう一人の恩師である、ドイツグループのクルト・シュナイダー博士や、やはり私の恩師であるピショーさんというような方が精神医学の分類をやりまして、「器質的疾患、分裂病、躁鬱病（今日本では躁鬱から情緒障害というふうなことになっているのですか）、神経症、精神病質性格」となっておりますが、一番問題なのは、「精神病質性格」というものを病気に入れるか入れないか。たとえばこの間バスジャックで入院した少年が、病気で入ったのか、あるいは精神病質人格で入院したのか、その辺のところが非常に曖昧になってきているわけです。私が習った頃の精神病理学では、小田先生がもっとご専門ですが、ご存知のように、「精神病」と診断されれば、いわゆる精神病的な治療ということで免責になるわけですが、精神病質人格は病気ではないから一般の人と同じように受刑をするということなのですが、精神病質人格のパーソナリティが、どういうわけか、非常に増えてきている。あるいは、昔はこういう精神病質人格の方は病院なんかに入っていてあまり外に出なかったのではないかというようなことで、日本の精神病学会だけではなくて、世界でも、精神病質人格を「病気」とするかしないかということは今でも大議論になっておりまして、ぜひ小田先生にもお話しを伺いたいと思います。

それから、私が初めからやりましたような「精神薬理的治療の発見と分類に基づいた治療」、これは本当に精神薬理と新しくみつけた薬は完全に一致したわけです。そして、そのレセプタとかそういうものがだんだんわかってきたということ。

第二次大戦後の精神医学の発展 ―― 心の医学へ（スライド5）

ところが二十世紀の後半になって、米国を中心にして、精神衛生が発展しました。日本国内にも精神衛生研究所が出来ました。精神医学の本当の病気以外に、予防的な問題、それから「病気」と診断されない、特に分裂症の一部のような問題も含めて、精神衛生が発達してきた。そこに医者でない臨床心理学者とか行動心理学者、文化人類学者というような人が入ってきたわけです。

日本ではあまり拡がりませんでしたが、フロイトの後に、日本では河合先生の率いているユング、このユングはむしろ教育の方にいってしまった。私は、受胎から離乳、そして子供が学校に行くまでの間というのは人格形成に非常に重要だと思うのです。しかしユングの場合は、もう少し成長発達してからの問題なのです。その辺のところにちょっとユングには問題がある。次にアメリカの精神医学者アドラー、それからラカンは、さっきも冗談に言いましたが、本当にラカンというのは何を言っているのかちょっとわからない方なのです。そういうことで、私は実はむしろ新フロイト派のグループに共感を示して、今もう一度、昔のエリック・フロムの本であるとか、エリクソンのライフサイクルの問題であるとか、最近ではフランスのミシェル・フーコー（彼は私が勤めていた病院にちょっといたのです）、それからドゥルーズというような人たちの著作を読んでいます。実は最近、心理学者よりも哲学者が、心の問題とかいわゆるスピリチュアルな問題にだんだん入ってきている。少なくともフランスにおいては、フランス哲学は精神病理学あるいはセラピストの精神分析から離れたような状態になってきているようなことを考えております。

私がフランスに一九五〇年に行った時には実存主義の非常に盛んな頃で、ハイデガーとかサルトルとか、それから日本でも後に注目されて翻訳され、フランスよりもむしろその頃は取り上げられていたようないわゆる「道教的精神」が問題にされていました。こういうことで、私は、健康ということについてスピリチュアルなダイメンションということを入れなければいけないと考えているわけです。日本には森田療法という有名な療法がございますし、俳句療法とか瞑想、禅、ヨガなどがある。こういうものをいろいろ考えながら、新しい健康におけるスピリチュアルな動的な側面を考えていかなければいけない。一緒に、いわゆる精神病の原因はまだまだわかっていないわけですから、病気の治療、医薬品の治療についても考えないといけない。「精神的動的側面」のその裏面は薬漬けの精神神経科医療なのです。私も薬の発見に携わったものですから、本当に罪悪感を感じておりますが、しかしいわゆる薬漬けな精神的な動的側面とスピリチュアルな動的側面はうまく融合することができる、ということを考えておるわけです。

スピリチュアルとは何か（スライド6）

そういうことで、また後でお話ししますが、道教的に考えますと、道教ではやはり「気を養う」ということが重要なことなのです。「養気（気を養い）」、「創心（心を創る）」ということ、これはやはりスピリチュアルの問題であり、倫理の問題である。私の恩師の加藤先生は、スピリチュアルというのは心霊とかそういうものではなくて、むしろ倫理の問題だということをおっしゃっていたようでございます。

ここのところは特に精神科領域においては考えていかなければいけないのですが、私に言わせれば、「心の健康」というのがスピリチュアルであって、「脱精神医学」ではないか。これは非常に極端な言い方で、おそらく精神科の方からは大きな批判が出ると思います。そして「心の傷」は「脱精神分析学」であるということを考えているわけです。

というのは、毎日毎日テレビ、新聞等で犯罪を、――日本のテレビは大体三分の二ぐらいは犯罪とか事故、特に犯罪関係のことが多いですね。ヨーロッパに行くとそんなことはございません。日本では犯罪というのがとにかくトップニュースになる。

特に「心の傷」を負った犯罪というのが日本では非常に大きくマスコミで取り上げられていて、「心の傷」として取り上げるものですから、ますます「心の傷」をもった若者が増えてきて、これからますます、バスジャックの事件だけではなくて、ほとんど毎週「心の傷による犯罪」があるようになる。しかも凶悪犯罪が増えてくるわけです。

そういうことで、これをいかにしていくか。これは私の一つの考えですが、それには、たとえばもう一度ハイデガーとか実存主義をみなければいけないように思います。「存在」の問題ですね。それから「社会正義」「社会経済再分配」というような、要するに自分がただ一人でいるだけではなくて、自分の人権だけではなくて、自分は社会正義の立場にあって存在しているということ、社会正義のためには、自分の財産権の一部を放棄しなければいけないというようなこと。これは言い換えてみれば、今政界で議論されているような、介護保険は保険か税金かということなのですが、この辺の問題はこれからの問題です。

それから、「地球環境の問題」「グローバル経済の問題」というような、いわゆる他人との関係ですね。他人との関係というのは、ある意味では無といっておりますが、他―無（エートル・プール・ソワ）ということ。ところが、実はもっと重要でスピリチュアルと関係しているのは、自己のアイデンティティ、これはエリクソンなどが書いております。あるいは自我の問題。「自我」と「財産」というのは非常に密接に関係しております。自我の一部は、憲法二十九条における「財産権の問題」のところで取り上げております。ですから、「自」というのは、「エートル・アン・ソワ」と言っております。

宗教の二つの側面（スライド7）

私はいまのところ無宗教派なのですが、宗教には二つの側面がございまして、一つは、人間社会が出来て宗教によって法が出来、道徳が出来、規律が出来た。「人間社会共同体の発展開発」に非常に重要な役目を果たしたのが宗教である。それから、「共同体による個人の保護」、「社会福祉・援助」、「生殖・育成」、つまり結婚式をやるとか、幼稚園を日本ではお寺さんが作っているというようなこと、それからもう一つは「死」の問題。あなたはこれから別の世界に行くといういわゆる未来思想、こういう問題がある。

もう一つは、これは道教的な考えですが、「今日そして死ぬまでの安寧・繁栄」、ウエルビーングの意味です。ですから、「個人の健康と福祉開発の発展」「個人の保護・発展のための強い共同体」、そして「不老長寿」、私の言っているようなアクティブ・エイジングですね。昔は、道教などでは、若い女性の精を吸ってアクティブ・エイジングになるとかというような、非常にインモラルな問題までも入れていたわけですが、私はやはり、アクティブ・エイジングということによって不老長寿を全うする、ということだと思います。それから「自助・自己開発」、目的は「スピリチュアルな幸福・満足な生活（クオリティ・オブ・ライフ）と死」、死ぬ時が一番重要なわけです。

もちろん、この二つはいろいろな宗教の中に混在しているわけですが、一応私がそれを分けてみた理由は、「自分の気を養い、他人や環境にやさしい心をつくり、地球レベルでの全ての生物との連帯」ということ。宗教というのは、信じるだけではなくて、これからの宗教は連帯、――人間、動物、自然との間の連帯関係（ソリダリテイ）というものがなければいけないと思います。

スピリチュアル・ヘルスと身体的健康の統合（スライド8）

先ほど今日の会のパンフレットで見ましたが、コスタリカの元大統領から本山会長へメッセージ[1]がきておりますけれども、実はコスタリカの大統領は親子にわたって大統領をやりまして、その時に軍隊を全部潰してしまったのです。ですから、コスタリカに軍隊はない。その軍事費を全部社会保障費に回した。そしてコスタリカというのは、スリランカと同じように発展途上国であるのに、小児死亡率が非常に少なくてほとんど日本と同じぐらいになってきているというような国です。この社会政策については、これがモデルになるということで、私も一生懸命コスタリカのケースをやろうと思ったのですが、時間がなくてできませんでしたが、私はいつもコスタリカのデータを注目しております。

その、元コスタリカ大統領のメッセージの中にも書いてありましたクロード・ベルナールというのは、内的環境、いわゆる身体の中の環境を見る。それから「形態学から生理学へ」、「生態機能をシステムとして考える」、そして「内分泌」というものを発明したわけです。それまでは血管ばかりを見ていたのですが。それから「外部環境の内部環境への影響」、「実験による実証」ですね。

それからH・マスペロの本も日本語訳が出ていますが、「古典的道教における〝体内の神々を養う〟」。これを「内的ビジョン（Vision interior）」、「瞑想に集中、体内の神々を観る」、「神々を架空な〝表現（representation）〟とし想像しない」、もっとリアリスティックな考えでの神というふうにみているわけです。

これに反して、特に東洋において政治に非常に大きな影響を及ぼした儒教は、坂出という方が『気と道教』という本でお書きになった中の一部ですが、「儒教（孔子）精神・身体を養う必要性は〝仁〟を形成するためであり、〝完全な徳〟とは〝公的な救済（political salvation）〟であり、個人を救うのではない」。要するに儒教というのは、まず政府なりルーラーがあって、それが支配をするための一つの武器であり、それをするためには公的な医療福祉を与えなければいけないというような意味であって、道教とはまったく相反した、道教は個人、儒教は公共あるいは国ということです。

これは非常に政治的にデリケートなわけです。もちろん、気功というのは、今は気功を中心とした団体が出来て、それが今中国では弾圧になっているわけですが、こういう道教的な考えというのは、私は「個人」こそ道教の本当の精神だと思うのですが、それがなかなか、すぐに共同体を作ってしまう。悪いときにはカルトになるかもしれないし、そうではなくても圧迫団体になるというようなことで、いかにして道教のいい面をこれから取り上げていかなければいけないかということは重要なことだと思います。

スピリチュアル・ヘルスの動的側面（スライド9）

そういうことで、スピリチュアル・ヘルスのダイナミックなダイメンションということで私が挙げましたのは、「完全な総合健康ケア、即ち各個人の予知・予防・健康増進を基本とした健康開発運動」であり、特に「予知」ということは、自分がこれからいろいろ、ゲノムとかそういうものも出てきますが、自分がどんな人生を送るか、健康面でどんな人生を送るかというような「予知・予防」。日本ではまだ健康の面ではこの考えがございませんで、「予知」ということは、科学的に証明しなくても、或る危険性のあることを予知し、それに対する対策をということで、たとえば先ごろのＹ乳業の、バルブを洗わないとそこに菌が出るということはもう予知されていたわけですが、それが徹底しないで、「予知」ということにならないで、あんな問題が起きた。東海村の発電でも、実はあれは世界中で批判されているような「もんじゅ」という増殖用のウラニウムを作っていたわけですが、それを一般のウラニウム精製と同じ方法でやっていたということで、非常に高度のウラニウムを精製すればああいう事故が起きる可能性はあったわけですけれども、そういう予知をやっていない。最近になって、本当に日本が予知に手を染めたのは気象庁の有珠山のあれだけです。この点は非常に重要だと思います。

それから「治療を中心とした総合医療から総合医療・福祉・介護を含めた完全な健康ケア」、「ポスト福祉国家・社会におけるポジティブ・ヘルスを通じて健康なアクティブ・エイジング〈社会活動参加高齢化〉」、そしてスピリチュアルの面で非常に重要なのは「公助・共助・自助の調和」ということ。一緒に生きる、そして一緒に社会の繁栄を分かち合うためのお互い助けあう、この二つを、これからスピリチュアル・ダイメンションを通じてやっていくことが必要なのではないかと思います。

もう一つは、「個人のライフサイクルを観点においての生涯健康デザイン」を作るということです。

気と心の養いと開発発展（スライド10）

そういうことで、私は道教的と東洋的な観点から、気と心を養い、開発・発展ということで、気というのは身体の中の宇宙（コスモス）であって、身体的に言えば、道教における実践であるとか、「養気」といって、いろいろの呼吸法がありますね。実際には「朝のラジオ体操」などでもかなり「養気」に力を入れておりますが、いわゆる呼吸法であるとか。それからヒポクラテスはかなり気の問題を扱ったわけです。Diaita（健康法）というようなことで、健康食とか入浴ということを非常に奨めてきている。それから、マッサージ、運動（マラソン、ランニング、レスリング、歩く）、エクササイズ・フィットネス、味覚、うまみ、スパイス、音楽、光（に当たって皮膚をきれいにするスキンシップ)、いい香り、赤外線(温熱)、スポーツ・身体運動。それからもう一つ非常に重要なのは、「現代の、女性を中心とした公平、満足、かつ安全な性生活」、これは道教のオリジンとはまったく反対の考えです。しかしながら、これを入れなければこれからの「気を養う」ことにはならないというのが、私の信じているところでございます。

「心」ということは外の宇宙であって、コミュニケーションの問題、言葉と文書(たとえば聖書とかコーラン、仏経、儒教書など)、もう一つは「象徴的・精神的言語である俳句、和歌、詩」、これは最近東京の精神科の方が研究なさっておりまして、俳句を使って、今までコミュニケーションのなかった分裂病の患者さんとの間にコミュニケーションができたというようなこともあるわけでございます。それから「非言語、意味不明な言語」としては、お祈り、呪術。もう一つ重要なのは、「動植物との対話」、特にペットとかそういうものがございます。それから「自然・環境との接触・コンタクト」、「身体、サイン言語」。この頃言われている「乱れ言葉・垣根言葉(decay・hedge)」というようなものが、だんだんコミュニケーションの場として使われてきている。これがポジティブであるかネガティブであるかということは、まさに「気の養い」によって、こういう現在使われているようなものがいかに有効に使われるかということが重要なことだと思います。

それから「ゲーム、スポーツ、演技、ダンス、芝居への参加・見物」「情報通信・インターネット」ということがございます。

精神的養気（スライド11）

私の言っている養気、養心というのは何をやったらいいかというと、これは簡単なことで、皆さん誰もが知っていてやっていることだと思います。たとえば「瞑想」にしても、「自己高揚と自身のスピリチュアリティーを創るため内的な神々（心霊）を養い創り上げる」ということ。これは「道教的、無神教的な、あるいは多神教的なアプローチ」だと思います。「瞑想」にはもうひとつありまして、「神々（心霊）を自己のスピリチュアルな内面に導く〜一神教的なアプローチ」、ですから、神様（アイコン）を見ながら、自分の中に導いていくというような一神教的なアプローチですね。

それから「神の姿をイメージ（想像）しながら神との間で交信をする」というようなこと、「神と言葉あるいは非言語による交信」というようなこと。いわゆる瞑想ですが、自分の中に神を創り上げ、そして神を養うということと同時に、別の瞑想の仕方もあるわけです。

「お祈り」というのも、「皆で一緒に感じ、皆で安全を保障し、ともに救いの道を求める」というようなお祈り、いわゆる共感、共助を含めたようなものも、お祈りとみています。

「十九世紀のヒプノーシス、メスメリスム、スピリチュアリスム等は二十一世紀に通用できるか？」ということについては(？)マークを付けております。私はむしろ、新しい、東洋的な考え方をもっている方は、私の言う「養気」「創心」の方がいいのだと思いますが、メスムリスムの中には少しいいところもあるようでございます。ヒプノーシスとスピリチュアリスムは少し問題があると思います。

それから「マインドコントロール、カルト等、また多くの呪術は不適切なスピリチュアリティへの介入」であり、これをいかにして防ぐか、いかにしてこの二十一世紀からなくすかということは非常に難しい問題でございます。こういうようなものにスピリチュアリティが入らないことを予防する、ということは重要なことだと思います。

身体的養気（スライド12）

次は身体的ですけれども、身体の方は先ずスポーツ（水泳、マラソン、ゴルフ、柔道、剣道、相撲、レスリング等）。私は外国の人に例として言うのは、「日本の剣道というのは、相手を殺すためにではなくて、自分の中に新しい気を創る、戦う気を創る、そしてその気を養成するということである」と申します。ですから、剣道においては型というものを非常に重要視しておりますが、これはやはり気の一つの例ではないかと思います。マラソンにしても、他人を考えて走っているのではなく、競争で走っているのではなく、自分のレコードをいかにして改正するかということで、これはやはり身体的な気を養うということ。「身体運動」はフィットネス、エクササイズ、歩く、走る（速歩）、これは別に生まれてからではなくて、本当は妊娠中の赤ちゃんも運動をしなければいけないということです。

「食事」も、「自然のもので栄養のある伝統的にも認められている（中国の薬膳〜寒・温）」ものが大切である。「味」というのも、この頃うまみのレセプターがわかってきまして、「味の素」の宣伝ではないですが、うまみと味と香り、スパイスが「味」にかかわります。それから「皮膚」というのは、スキンシップを通じての接触ということ。よくアラブ圏とかヨーロッパでは皆抱き合ってキスをしますね。そういうようなものを日本ではむしろ不道徳なように考えておりますが、そういうことも必要であるということ。それから「マッサージ、入浴、電磁波〜赤外線、紫外線、光」、特に光というのが非常に重要なのです。光というのは、生理的にもわかっておりますが、特に老人の場合は睡眠不足の問題が起きてくるのは、脳の変化よりも、脳のメラトニンの変化の問題ですので、本当は四千ルクスの太陽光に朝まず当たって、それから必要があればメラトニンを飲むとかしますが、朝は太陽光に当たるということが非常に重要なことでございます。

「呼吸：瞑想とともに気功」、これは、「いい気功」をこれから作っていかなければいけない。それからさっき言ったように、「安全で満足な性生活、性行動」、「香り：

食品、食料、化粧品（自然）、イオン化されていない空気」、「音楽と音」、「光：太陽、昼と夜（circadian rhythm）」、自分のリズムを作るということも気の場合は重要だと思います。まだたくさんありますが、私の思いついたことをここに羅列いたしました。

ともに感じ、ともに生き、ともに繁栄を分かち合う（スライド13）

そういうことで、気を養い、心を創るということは、「健康な社会共同体（自由意志とボランティア精神に基づいた民間健康福祉社会〈共同体〉の開発のため、ともに感じ、ともに生き、ともに繁栄を分かち合う）」というのがこれからの心の問題だと思います。「ともに感じる」というのは、たとえばスポーツでは「サッカー、バレーボール、野球、ゲートボール等プレイヤーと観客が共同体を作る（ネガティブな側面を排除）」。それから「食事」「会話」、特に「笑い」ということが非常に重要です。落語とか、外国特に英国ではジョークを言うのが食事の時の一つの儀式であるということです。「非言語・意味不明言語」というのは、俳句とか和歌を通じてのコミュニケーションですね。「自然との共生共感」というのは動物（ペット）、植物、公園を通してもてる。「社会参加（環境運動、文化運動、お祭り、フェスティバル、介護福祉、健康増進運動）」、「情報・通信（問題解決、デシジオンメーキング、社会適応、知識再配分、開放された教育）」、学校という箱の中だけではない開放された教育こそ、やはりいい心を創るということです。

「インターネットのスピリチュアルなダイメンション（側面）：チャット」というのは、今後インターネットの中でスピリチュアルなダイメンションが創れるかどうかということが非常に難しいけれども、まさに今日本ではＩＴ、ＩＴといって、ソフトの中でのきつい面ばかりですが、ソフトの中にもやはりスピリチュアリティのあるソフトを作るということ。今バーチャル医療ということで、患者さんがコンピュータと対話して、コンピュータで病気の診断とか治療の指示を受けるというような、バーチャル医療というものも出てきているわけですが、その中で、コンピュータと人間が、どうやってバーチャル医療とバーチャルコマースの間でスピリチュアリティが作れるかどうか、ということが問題だと思います。私は、まだまだ、デパートに行って売り子さんといろいろ話しをしながら物を買う方が好きですが、もうすでに今どんどんバーチャルビジネスがきているわけです。コンピュータが人間に代わるようなことになってきている。こういうことはこれから皆さんで考えていかなければいけないと思います。

教育とスピリチュアリティ（スライド14）

次に、スピリチュアリティということはやはり教育と重要な関係があるわけです。そういうことで、「身体的、精神的、社会的な医療・福祉」というのは、WHOの健康の定義ではだんだんと満足ができなくなり、ホリスティック医療であるとか代替医療が問題となってきた。ここで一番重要なのは、ソニーの創立者の一人である井深さんが「心と躾」ということを書いています。「生涯にわたるライフサイクルステージにおける女性と子供に重点を置いたリプロダクティブ・ヘルス」というのは非常に重要な問題です。

ところが、教育とスピリチュアリティということは、まず第一には「心と体の健康教育」ということで、これは日本の小学校、中学校でやっているのですが、今の日本の問題はここですでにブロックされているわけです、日本の箱型教育の場合にはですね。ですから、「問題解決型・地域社会中心教育」もできない。「知識の移転」だけに止まって、「心と体の健康増進教育」もできないということ。これをやるのには、やはり「スピリチュアル・ヘルスケア」を、「受胎から死までの生涯にわたる心と体の保健と医療・福祉」として捉え、これからもっと発展させていかなければいけないということを、私は今提言しているわけでございます。

良い、やさしい心を創り育てるために（スライド15）

そういうことで、私の言いたいのは、「良いやさしい〝心〟を創り育てるために気ＫＩ（ＡＩＲ）を養う。ホリスティック医療、代替医療と共に身体的、精神的、社会的な医療福祉ケアにスピリチュアルな動的側面を加える」ということを私は考えているわけです。ＷＨＯの現在の考え方とはちょっとこれは離れていると思います。

では、それはどういうことかというと、「平和で繁栄な社会を創り生活するために、個人的にデザインされた、生涯にわたるライフサイクル・ヘルス」のこれからの発展ということと、「健康情報の提供とアクセス・選択の自由による、自分で選んだ、自分で創る、自分のライフデザイン」、そして「共感、共生。ともに繁栄・安寧のための、人々の間、また、自然との間の情報通信システム」というものも作っていかなければいけない。そして、「言語に加えて非言語での情報通信システム」もやはりスピリチュアリティの中では非常に重要なことだと思います。そして、「共同、協力、協調に加え合作（Collusion）」、中国でいう合作とはちょっと違いますが、一緒に作っていく。そういうことが健康の定義の中にスピリチュアルな、動的な側面を加えるための理由ではないかと思います。

私の言いたいことはこれだけでございますけれども、後ほど、パネルディスカッションがあるようでございますので、ちょうど時間もまいりましたので、これで失礼させていただきます。

どうもご静聴有難うございました。

（了）

【註】

(1) コスタリカの元大統領から本山会長へのメッセージ

ルイス・アルベルト・モンへ元コスタリカ共和国大統領(一九八二〜一九八六年在職)から、第25回IARP年次大会のために本山会長へ寄せられたお祝いのメッセージ。

「心から尊敬申し上げる本山先生へ

元コスタリカ駐日大使のクリスチナ・ロハス女史から、本山先生が主催されるIARPの年次大会では、WHO憲章における健康の定義の改正案をめぐり、統一テーマが選ばれたと伺いました。来るべき二十一世紀と、それに続く千年という長い年月を広く深く見通され、お選びになったテーマだと思います。

先生がこのテーマを取り上げられた真摯な熱意とご努力に関連して、上の改正案について私の考えを手短かに述べさせて戴けますのは、私の喜びとするところであります。

かつて私たちは、健康ということに関し、科学者たちから二つのことを学びました。

百五十年以上も前に、フランスの生理学者クロード・ベルナールは、「生体(人体)においては、その各構成器官が互いに動的(dynamic)な平衡状態を保っている」ことを発見しました。また、北アメリカの生理学者ウォルター・B・キャノンは、百年ほど前に、生体の内部環境が、ダイナミックに自動調整され、生理的なバランスを保つことにより健康は保持されていることを見出し、その働きをホメオスタシス(生体の恒常性保持機能)と名付けました。

上のことから、私は以下のことが言えると思います。

即ち、健康というものが、身体の自動調節機能によって保たれているのであれば、健康とは動的

(dynamic) なものなのだ。だから健康は時と共に必ず変化するだけでなく、正常な範囲の内においてさえ、いつも変化しているものなのだ、と。

一方、私たちが人間存在とは身体（物理化学的存在基盤）、心（思考、知覚、及びこれらの混合で感情と呼ばれるもの）、魂から成るということを認めるならば、当然、身・心・魂における「完全に良好な状態（complete well-being）」について論じ得ないままで、健康について語ることをしてはならないと思うのです。社会的な、個人対個人の総合関係における「良好な状態」というのは、それぞれの人間の、身・心・魂における健康のあり方の帰結にすぎないように思います。

私はここに繰り返し、先生がコスタリカを訪ねて下さり、我が家にも御越し下さって、心を尽してご指導下さったことに厚く御礼を申し上げますとともに、先生への敬愛と尊敬の気持ちを表明させて戴きます。

こころからの誠意をこめて

ルイス・アルベルト・モンへ」

21世紀のスピリチュアル ヘルス なぜ今注目するのか
20世紀の流れ ～19世紀からの政治・経済・社会的移行・改革

- 社会的変動
  - 家庭
  - 社会共同体
  - 国家安全保障
  - 社会安全保障
  - 社会正義 ～ Health for All
  - 国家安全保障と福祉国家
  - ポスト福祉国家

- 政治的経済的変動
  - 家族
  - 国家・自治体
  - 超国家企業 Transnational
  - 国連による政治的安全保障
  - 国連/Bretton-Wood機関(世銀・IMF)による経済的安全保障
  - 国連・UNCTAD(国連通商開発会議)による経済再配分と途上国開発
  - 多国籍企業 Multinational
  - 国際(無国籍)企業
  - 地域連合(ASEAN EU MERCOSUR NAFTA)
  - グローバール経済共同体 WTO
  - グローバール リーダーシップ(米国)

- **強い国家と地方自治体そして弱い個人**
- ***弱い国家と地方自治体そして強い個人***

スライド1

ポスト福祉国家の社会

- 社会再配分の崩壊とNew Health for All パラダイム
- 需要供給市場と新サービスパラダイム(人間中心、知的所有権、スピリチュアルな側面 ～ やさしい心で)
- デカルト的科学論理に基づいた医療から総合医療福祉サービス
- 自己依存とセルフケアの発展
- 健康意識改革: 総合保健TOTAL HEALTH, ポジティブヘルスPOSITIVE HEALTH 、アクティブ エージングACTIVE AGING
- リプロダクティブヘルスケア(育成保健)に基づいた生涯母子保健
- スピリチュアルを健康の定義に追加の提案の意義
- 1999年第52回世界保健総会でのスピリチュアルの追加について総会討議より除外. 憲章改正必要なしとの決定
- 文明の衝突と地域文化の葛藤

スライド2

WHO憲章における健康の定義改正の試み

津田重域：ターミナルケア P. 91-93 Vol. 10. No. 2 Mar. 2000

- 第101回執行理事会1998年1月採決
  - 賛成 22 反対 0 棄権8 （定数32）
- 第52回世界保健総会（1999年5月）決定
  - 現行憲章支持
  - 改正案はスピリチュアル側面も含めて事務局長のレビュー下に置く

中嶋 註 ：その後のレビュー作業については不明（2000年6月現在）

スライド3

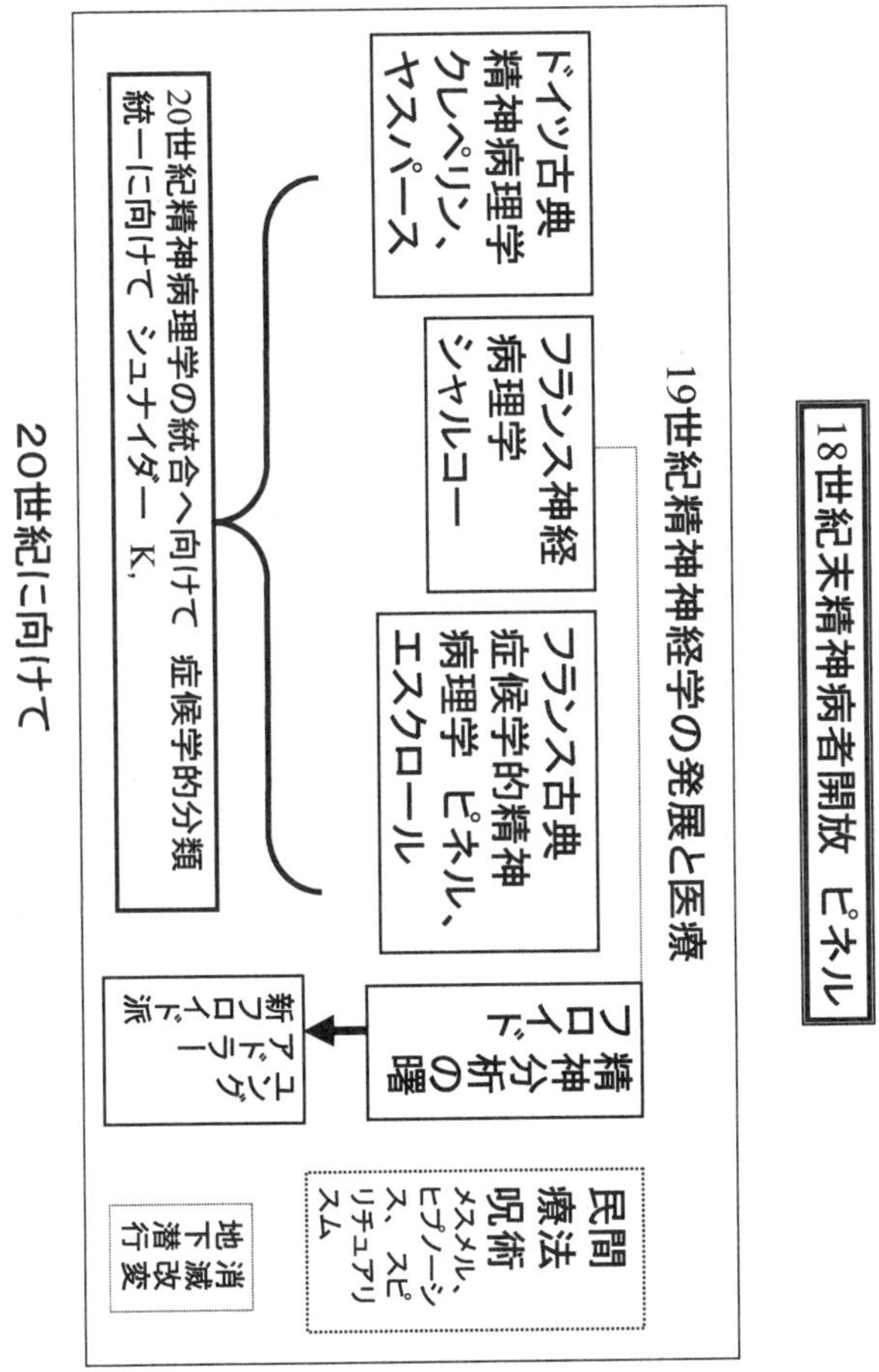
18世紀末精神病者開放　ピネル
19世紀精神神経学の発展と医療
ドイツ古典精神病理学
クレペリン、ヤスパース
フランス神経病理学
シャルコー
フランス古典症候学的精神病理学　ピネル、エスクロール
精神分析の曙
フロイド
民間療法
呪術
メスメル、ヒプノーシス、スピリチュアリスム
消滅改変
地下潜行
ユング
アドラー
新フロイド派
20世紀精神病理学の統合へ向けて　症候学的分類統一に向けて　シュナイダー　K,
20世紀に向けて

スライド4

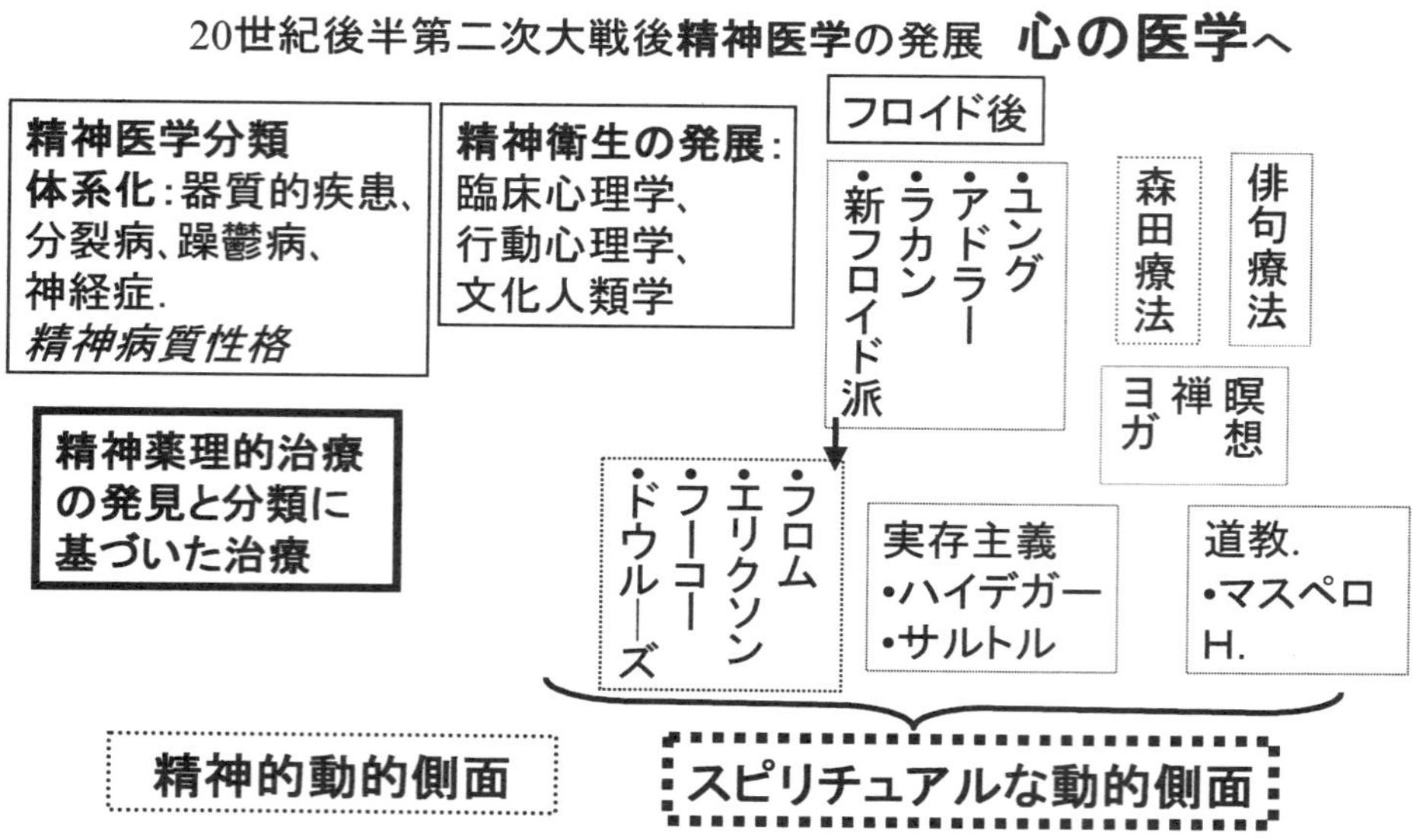
20世紀後半第二次大戦後精神医学の発展 心の医学へ
精神医学分類
体系化：器質的疾患、分裂病、躁鬱病、神経症.
精神病質性格
精神衛生の発展：
臨床心理学、行動心理学、文化人類学
フロイド後
•ユング
•アドラー
•ラカン
•新フロイド派
森田療法
俳句療法
瞑想
禅
ヨガ
精神薬理的治療の発見と分類に基づいた治療
•フロム
•エリクソン
•フーコー
•ドウルーズ
実存主義
•ハイデガー
•サルトル
道教.
•マスペロ
H.
精神的動的側面
スピリチュアルな動的側面

スライド5

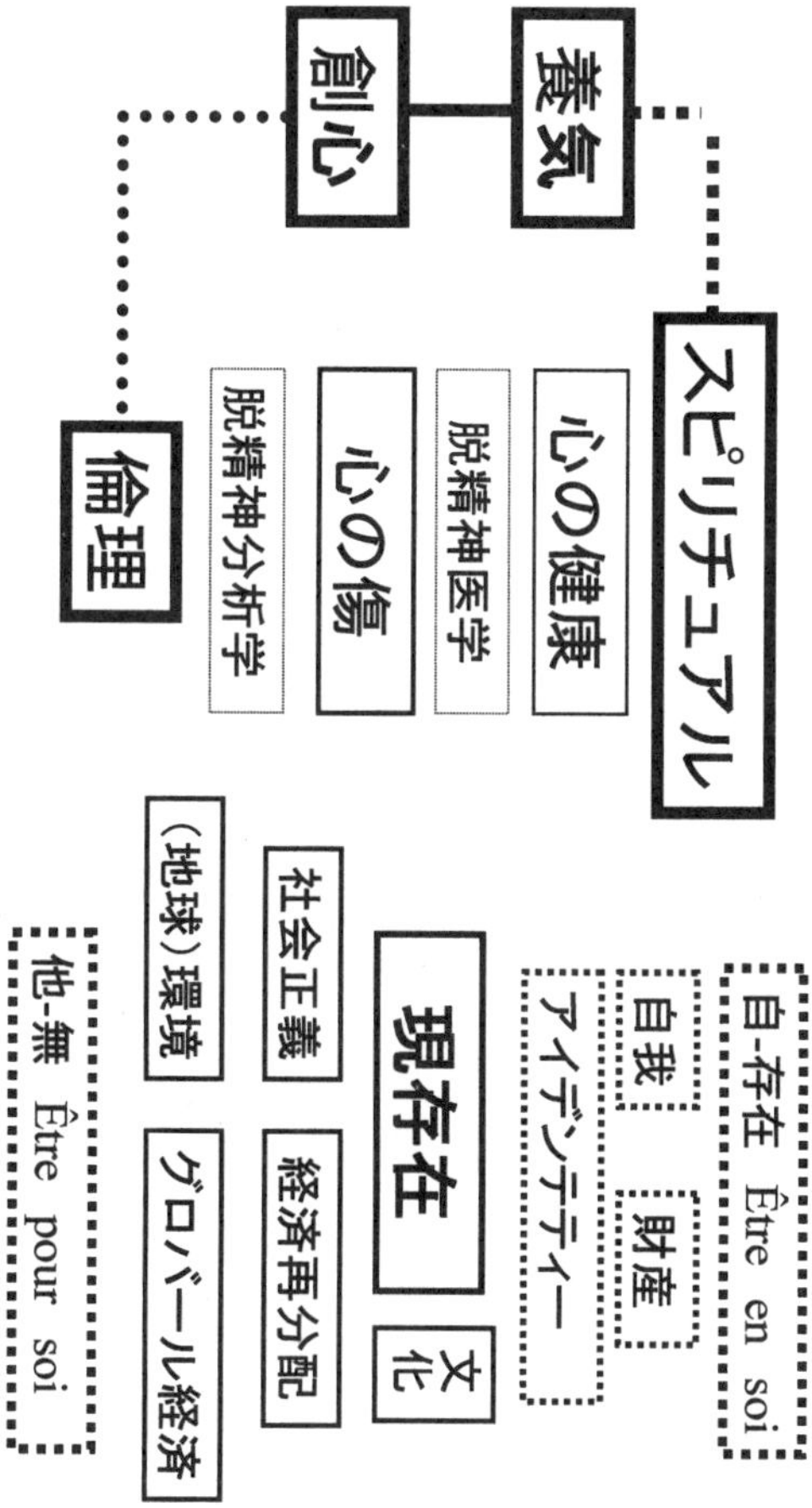
養気
創心
スピリチュアル
心の健康
脱精神医学
心の傷
脱精神分析学
倫理
自-存在 Être en soi
自我
財産
アイデンティティー
現存在
文化
社会正義
経済再分配
（地球）環境
グローバール経済
他-無 Être pour soi

スライド6

宗教　二側面

- 法、道徳、規律
  - 人間社会共同体発展開発
  - 共同体による個人保護
- 社会福祉・援助
- 生殖・育成
- 死　別世界・他のコスモスへの移行

- 今日そして死までの安寧・繁栄
  - 個人の健康と福祉開発発展
  - 個人保護・発展のための強い共同体
  - 不老長寿　－　アクティブ　エイジング
- 自助・自己開発
- スピリチュアルな幸福・満足な生活（Quality of Life）と死

自らの気を養い他人や環境にやさしい心をつくり
地球レベルでの全ての生物との連帯

スライド7

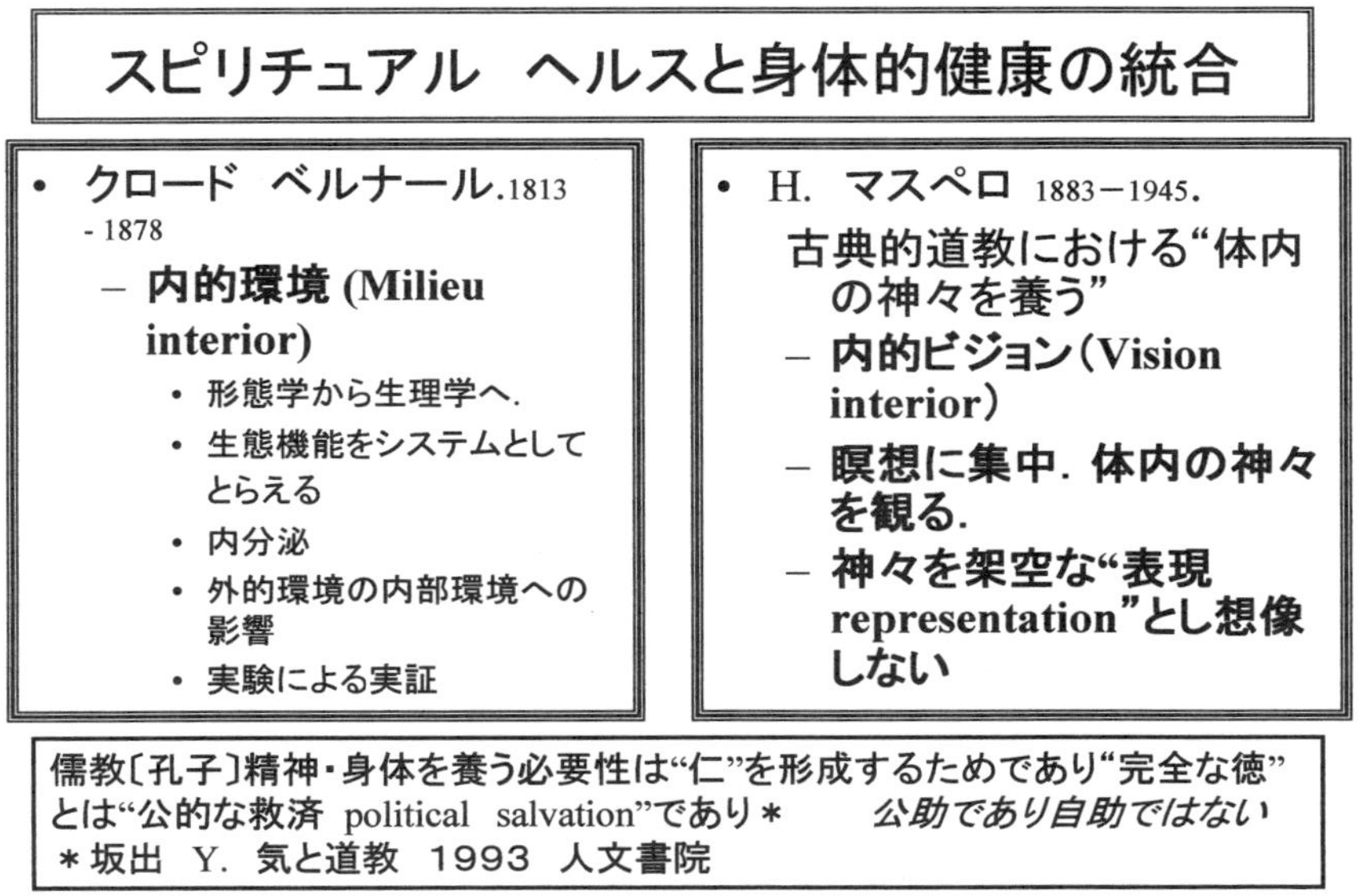
スピリチュアル ヘルスと身体的健康の統合
• クロード ベルナール.1813 - 1878
– 内的環境 (Milieu interior)
• 形態学から生理学へ.
• 生態機能をシステムとしてとらえる
• 内分泌
• 外的環境の内部環境への影響
• 実験による実証
• H. マスペロ 1883−1945.
古典的道教における“体内の神々を養う”
– 内的ビジョン（Vision interior）
– 瞑想に集中．体内の神々を観る.
– 神々を架空な“表現 representation”とし想像しない
儒教〔孔子〕精神・身体を養う必要性は“仁”を形成するためであり“完全な徳”とは“公的な救済 political salvation”であり＊ 公助であり自助ではない
＊坂出 Y. 気と道教 1993 人文書院

スライド8

スピリチュアル　ヘルス　の動的側面

- 完全な総合健康ケア、即ち各個人の予知・予防・健康増進を基本とした健康開発運動
- 治療を中心とした総合医療から総合医療・福祉・介護を含めた完全な健康ケア
- ポスト福祉国家・社会におけるポジティブ　ヘルスを通じて健康なアクティブ　エイジング〔社会活動参加高齢化〕.
- 公助　共助　自助の調和
- 共感・共生・社会繁栄を通じての共助支持
- 個人のライフ　サイクル　を観点においての生涯健康 デザイン

スライド9

気と心の養いと開発発展

- 心　～　外の宇宙
  - 言語（ことば）と文書～聖書（新・旧），コーラン，仏経，儒教書
  - 象徴的・精神的言語～　俳句，和歌，詩
  - 非言語・意味不明言語～お祈り，呪術
  - 動植物との対話
  - 自然・環境との接触・コンタクト
  - 身体・サイン言語
  - 乱れ言葉・垣根言葉(decay・hedge)
  - ゲーム，スポーツ，演技，ダンス，芝居への参加・見物
  - 情報通信・インターネット

- 気　～　内の宇宙
  - 身体的
    - 道教による実践：養気（呼吸法）
    - ヒポクラテスの健康法(diaita)　健康食，入浴，

マッサージ，運動（マラソン，ランニング，レスリング，歩く）

- エクササイズ・フィットネス
- 味覚，うまみ，スパイス，音楽，光，香り，皮膚ケア（スキンシップ），赤外線（温熱）
- スポーツ・身体運動
  - 体内エネルギー
  - 現代の、女性を中心とした公平、満足、かつ安全な性生活

スライド10

スピリチュアル　ヘルスの実践　　精神的気を養う

- 瞑想：自己高揚と自身のスピリチュアリテーを創るため内的な神々(心霊)を養い創り上げる　～　道教的、無神教的、又は多神教的アプローチ
- 瞑想：神々(心霊)を自己のスピリチュアルな内面に導く
  ～　一神教的アプローチ
  - 神の姿をイメージ(想像)しながら神との交信
  - 神と言葉あるいは非言語による交信
- お祈り：ともに感じ、ともに安全を保障し、ともに救いの道を求める
- 19世紀のヒプノーシス、メスメリスム、スピリチュアリスム等は21世紀に通用できるか？
- マインド　コントロール、カルト等又多くの呪術は不適切なスピリチュアリティーへの介入！

スライド11

スピリチュアル　ヘルスの実践　身体的
気を養う

- スポーツ：水泳、マラソン、ゴルフ、柔道、剣道，相撲、レスリング
- 身体運動：フイットネス、エクササイス、歩く、走る（速歩）
- 食事：自然で栄養のある伝統的にも認められている(薬膳～寒・温）
- 味：うまみと味、香り、スパイス
- 皮膚：スキンシップ(皮膚を通じての接触）、マッサージ、入浴、電磁波～赤外線、紫外線、光
- 呼吸：瞑想とともに、気功
- セックス：安全で満足な性生活、性行動
- 香り：食品，飲料、化粧品(自然）、イオン化されていない空気
- 音楽と音
- 光：太陽、昼と夜（circadian　rhythm）

スライド12

気を養い、 心を創る

健康な社会共同体（自由意志とボランテイア精神に基づいた民間健康福祉社会(共同体）の開発の為、ともに感じ、ともに生き、ともに繁栄を分かち合う

- スポーツ：サッカー、バレーボール、野球、ゲートボール等プレイヤーと観客が共同体を作る. （ネガティブな側面を排除）
- 食事：会食、鍋、1つの釜
- 談話・会話：言葉の表現にて、ともに笑い愉しむ（落語）
- 非言語・意味不明言語： 俳句、和歌、詩
- 自然との共生共感： 動物（ペット）、植物、公園
- 社会参加： 環境運動、文化活動、お祭り、フェスティバル、介護福祉、健康増進運動
- 情報・通信： 問題解決、デシジオン メーキング、社会適応、知識再配分、開放された教育
- インターネットのスピリチュアルなダイメンション(側面)！：チャット

スライド13

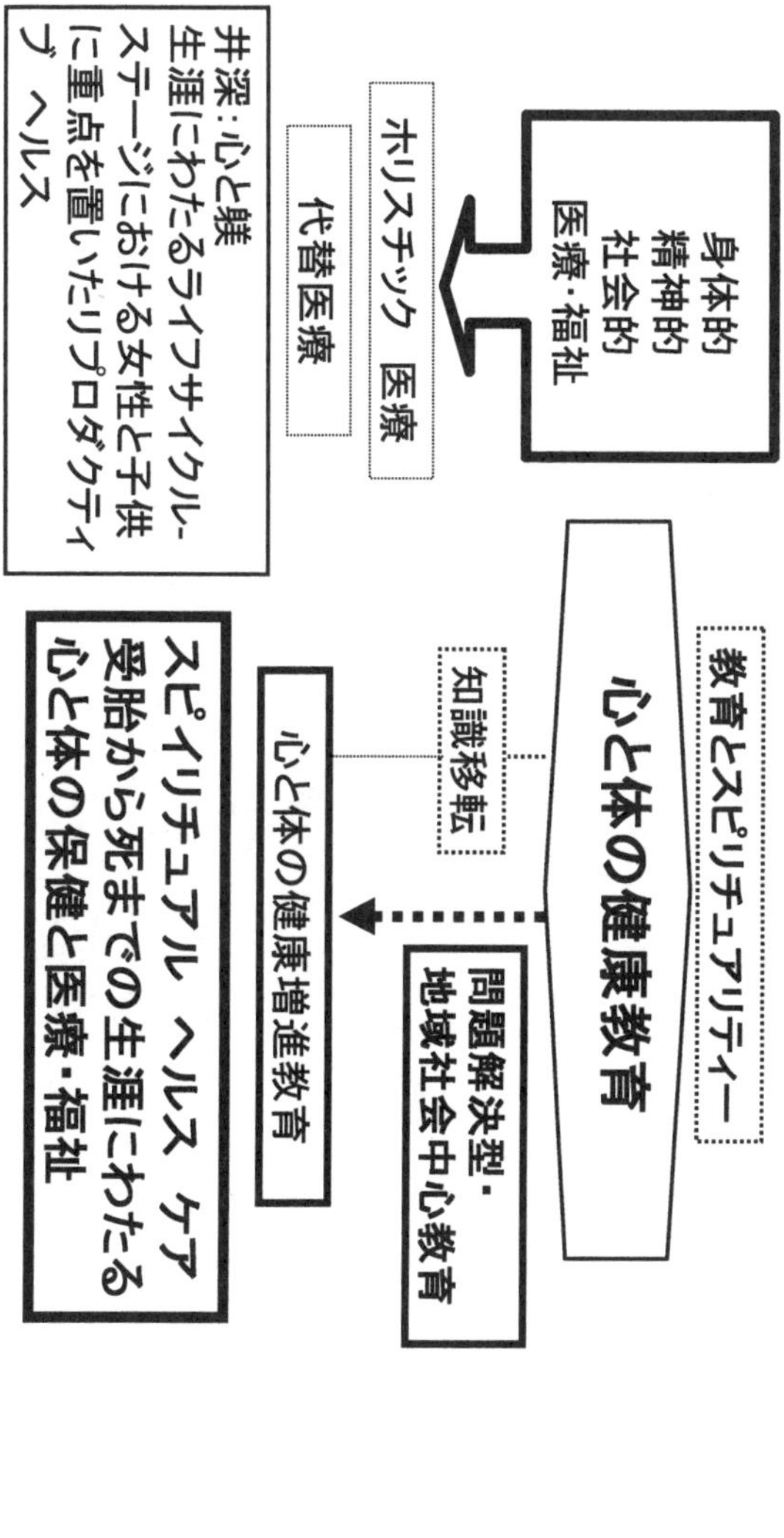
身体的
精神的
社会的
医療・福祉
ホリスティック　医療
代替医療
井深：心と躾
生涯にわたるライフサイクルステージにおける女性と子供に重点を置いたリプロダクティブ　ヘルス
教育とスピリチュアリティー
心と体の健康教育
知識移転
問題解決型・
地域社会中心教育
心と体の健康増進教育
スピリチュアル　ヘルス　ケア
受胎から死までの生涯にわたる
心と体の保健と医療・福祉

スライド14

良いやさしい“心”HEARTを創り育てるために
“気　KI”(AIR)を養う
ホリスチックと代替医療とともに身体的、精神的、社会的医療福祉ケアにスピリチュアルな動的側面を加える

- 平和で繁栄な社会を創り生活するために個人的にデザインされた生涯にわたるライフサイクル　ヘルス
- 健康情報の提供とアクセス・選択の自由による自分で選んだ自分で創る自分のライフデザイン
- 共感、共生、ともに繁栄・安寧のための人々の間又自然との間の情報通信システム
- 言語に加えて非言語での情報通信システム
- 共同、協力、協調に加え合作(Collusion)

スライド15

精神的健康の新しい次元

筑波大学名誉教授
国際医療福祉大学教授
医学博士
小田　晋

おだ・すすむ

一九三三年大阪市生まれ。岡山大学医学部卒。東京医科歯科大学大学院（神経精神医学専攻）修了。医学博士。現在、国際医療福祉大学教授。筑波大学名誉教授。専攻は精神保健学、社会精神病理学および犯罪学。この分野における日本の第一人者。九三年日本犯罪学会賞を受賞。著書に『人はなぜ、犯罪をおかすのか？』『「世紀末日本」の精神病理』他多数。

精神的健康の新しい次元

小田　晋

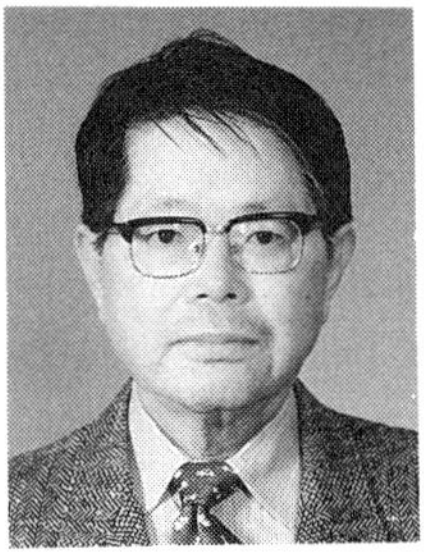

はじめに

おはようございます。今、中嶋宏先生のご講演がありましたが、実は私と中嶋先生は同じ大学に勤めておりまして、中嶋先生は研究室長をなさっていらっしゃいます。ところが中嶋先生のお顔を大学で拝見することはあるけれども、こういうお話しを伺う機会がありませんでした。それこそ灯台下暗しです。ああ、そうか、こんな素晴らしいことを考えていらっしゃったのだということがわかりましたが、それもずっとW

ＨＯを世界的な健康事業に仕上げる、その礎石をお築きになった、その考えの基はこうだったのだなということがわかりました。今日の会場の皆様方と私は何年かここでご一緒しておりますので、少し解説をさせていただきます。

精神医学の歴史的展望とＷＨＯ

中嶋先生は初めにフランスの精神医学の話しを、エスキロールとかピネルとか、そういう話しからお始めになったでしょう。中嶋先生は精神科のお医者様で、初めは精神薬理学という、精神科の薬がどんなふうに効くかという問題を研究なさっていらっしゃった。フランスの精神医学は世界の精神薬理学の先鞭をつけた国であり、中嶋宏先生はフランスに学ばれ、フランス精神医学に通暁されている方ですので、あのお話しをなさったのだと存じます。

世界中の精神科の医者がそう考えるようになったのはどうしてか、ということなのです。つまり、医学の中で一つの科として精神科が出来てくる事情は、初めはこうだったのです。

ヨーロッパの中世から近世の初めにかけては魔女狩りというのがありまして、これはその頃のキリスト教会の誤りで、この誤りはこの間ローマ法王様が率直に認めて下さったのですけれども、要するに精神科の患者さんが、自分が何かに取り憑かれているとか、何かに迫害されているとか、そういう幻覚や妄想を述べ立てたら、「それはお前、本当に悪魔に取り憑かれておるのであるぞよ」というだけではなくて、「お前は悪魔と契約をして悪魔の手先になっているものであるぞよ。このままお前を生かしておいたら、お前はこのままどんどん地獄に落ちていってしまうので、途中で今のうちに火あぶりにでもすれば、そこで止まる。煉獄ぐらいでまた復活の機会がある」というようなことを言って、本当に宗教裁判で火あぶりにしちゃったのです。

これはすごいことでありまして、この論理はオウム真理教が坂本弁護士一家をポアした時の論理と全く同じです。これはパクリです。この場合は本当にパクリです。だから医者たちは、王様、権力者に、「ここにいるこの魔女と言われている女はこれは心の病気なのです。脳がイカレているのです。あの坊主たちに渡さないで、私の方に渡してください。そうしたら治しますから」、こういうことを言わなきゃならなかった。

その頃、まだヨーロッパではカトリック教会の影響力が非常に強い。だから、「精神の問題はどうぞ教会がやって下さい。私たちは脳を治しているのだ」と、こう言わなきゃならなかったのです。哲学者も、デカルトという哲学者は、「やはり霊的な精神の問題というのはそれは教会がやって下さい。そうじゃない理性の領域のことは私たち哲学者がいたします」ということで、哲学の方では心身二元論というのが出来て、医学の方はその心身二元論に基づいた、そして身体の方を研究する。脳だって身体の一部ですね。身体の一部としての脳の働きを研究する。その「脳の病気になったやつを治すのだ」と言っていたのです。

実はフランス革命の時に、バスチーユの牢獄には確かに政治犯も入っていましたけれども、どうも半分神がかりで頭がおかしいと思われたお坊様や宗教家や、そんな人たちも一緒に入っていたのです。あのフランス革命の後、フランス革命の政府でコンドルセーという政治家がフィリップ・ピネルを精神病院長に任命して、それまでは「悪魔に憑かれたものである」とか、「悪魔と契約をしたものである」とか、「ほんとに頭がおかしいのだ」と言って、鎖につながれた精神科の患者さんを鎖から解放するのです。でも、当分、特にドイツの精神医学、ドイツの教会は火あぶりに関しては最も苛烈でしたから、ドイツの精神科の医者たちは「精神病は脳の病気である。われわれは内科の医者の一種であって、脳を研究しているのだ」と言いつづけなければならなかったのです。それをやっているうちに本当に自分でもそう思い込んでしまって、心の問題を研究する精神科医が、「心の問題」はうさんくさいということになっていったのです。

そういったって、患者さんは皆心の問題を抱えて来ているし、今日だって精神科の患者さんの大部分というか、軽い鬱病とか大半の神経症とか心身症とかというのは、脳細胞が物質としておかしいわけではないのです。だからそういうものを治さなきゃならないというので、はじめは医者の中でも、フランツ・アントン・メスメルというような人がいて、このメスメリズムというのは一種の催眠術なのですが、人間が、特に彼の身体の中には病気を治すことができる動物磁気という、物質ともエネルギーともつかぬものがあって、そいつを患者さんに伝えてやれば患者さんの病気は治ると考えまして、それがどうもちょっと怪しげな催眠術療法のようなものだったのですが、本人のそれに対する説明が間違っていたものだから、どうもインチキだということで彼は追放されてしまうのですが。

それこそスピリチュアリズムというのは心理療法でありまして、要するに霊能者が病気を治すというものであります。日本でずっと昔の平安時代からやってきたのです。『源氏物語』の中に出てくるところの、源氏の君の正妻の葵が病気になったというと き、これはもののけの祟りだというので、憑坐（よりまし）を頼んで修験者がたとえば六条御息所の霊を呼び出して、これを祈り伏せて病気を治そうというような方法と全く似ているようなものに、スピリチュアリズムというのがあった。

そのスピリチュアリズムというようなものに散々悩まされたその頃の医者たちは、そのことがやはり頭にこびりついているものですから、すらっとこの話しをＷＨＯで出しても通らないのはそのためだったのです。

その後フロイトという人が出てきまして、人間の心の奥底の部分に心理療法という方法を作って分け入っていく。それからユングは、さらにその底にある集合的無意識といって、人間の心の奥底に、生まれる前から人間がもっているイメージの世界に分け入っていくというような方法をとって、心理療法で心の不具合を治そうとしたのです。

ところが、フロイトもやはり落とし穴に落ちちゃったのです。ユングも片足落っこちています。つまりどういうことかというと、結局フロイトは、エディプス・コンプレックスというとても性的な本能というのが人間を神経症にするのだ、と。フロイト流の考え方でいいますと、人間はコンプレックスのお化けです。ユング流にいっても、アドラー流にいっても、少しそういうところがある。アドラーも、人間における権力関係とか上下関係とかそういうものが劣等感というコンプレックスを作る。そのコンプレックスをなんとかしなきゃいけないと考えるわけです。それをフロイトは心理的な療法でやろうと考えたし、アドラーは、少し社会を変えていって、社会が良くなって競争が少しなくなれば人間はもっと健康になるだろうと考えて、その社会を良くして競争がなくなれば、人間は神経症からも解放される、犯罪からも解放されるだろうと考えたのが、先ほど中嶋先生が非常に見事なシェーマで説明して下さったところの今日までの精神医学なのです。

ですから、今日までの精神医学というのは人間を全体的にはとらえないのです。ただ、脳という物質の障害だというふうに考える人、コンプレックスという心理的なものではあるけれども、全体の人間からみれば、一つの部分が全体を支配しているという考え方、そこに欠陥があったのです。それから、社会が全ての原因であって、現在の少年法の改正の問題なんか出てきますと、社会が悪い、学校の先生が悪い、と言う人たちがいて、これも現実に一例一例検討すると、たとえば神戸の酒鬼薔薇事件は地域にコンビニやディスコもないのが原因だというような滑稽な話しになるのです。それでは「全体的な人間」はどこかに行ってしまいます。

健康の定義に基づいて世界の人々を健康にしていこうという国連の一機関である「WHO（World Health Organization）の健康の定義」、これは先ほど中嶋先生もスライドで出されました。

「健康憲章：健康とは単に疾病または虚弱でないばかりでなく身体的、精神的、および社会的に完全によい状態（ウェルビーング）である。」

というふうに定義して、ずっと長い間、世界人民の健康の向上のために努力してこられた。それは非常に有効ではあったのです。たとえば、今日我々は天然痘という病気をもう持っていません。これは身体医学的な、公衆衛生学的な、ワクチンの普及が一番大きいですけれども、ＷＨＯがそれを社会的にバックアップして発展途上国までワクチンを普及させたからです。「精神的に」という面でも、現在発展途上国でまだここまでいかないのが残念ですが、先進国では精神障害者のために予算をつぎ込んでいますし、特に精神障害者の社会復帰、脱施設化といって、「病院に閉じ込めた医療から社会に出す医療」というふうに政策をもっていますけれども、ただ、そのために実はこれも行き過ぎまして、触法性精神障害者による事件が頻発しているということに、日本でもアメリカでもドイツでもなっています。そういう近代医学的な方法がいいかどうか、これもちょっと疑問なのですけれども、しかしいずれにしても、精神科の薬物を使えば、ちゃんと薬物を服用してくれていれば、大きな事件を犯さないですむのです。外来に通っている患者さんの精神科の薬を使っていただけることを担保するために、厚生省は、精神科の場合は外来に通って下さっている患者さんのお薬の費用を通院医療費公費負担制度で補助しています。つまりこれも精神的健康のために、身体的な方法、つまり精神科薬物を使って、それを社会的な通院医療費というもので担保しようという方法なのです。これは結局、ＷＨＯ健康の思想に基づいて、それを日本の厚生省も施策化しているわけです。

つまり、今の精神科の患者さんに犯罪を犯させないという問題をちゃんとやるためにも、身体的、精神的、社会的なケアというものをやっていかなければならない、三者が手を結ばなければならないというＷＨＯの思想がちゃんと実行されていなければ駄目でありまして、これがちゃんとやられていなくて、どこかで、先ほどお話しが出ましたように、東海村の事件や雪印大阪工場のように、手抜きが行なわれている。これはもう率直に申し上げなければいけないと思うのですが、国立佐賀療養所の医療は明らかに手抜きでした。それも思想的な背景ですね。つまり精神科の患者さんが社会的に迷惑な行為をすることを防止することは精神科の医者がするべきではないという、これは新左翼過激派思想なのですが、その思想に動かされている精神科医が多いということと、この事件は果たして無関係でしょうか。しかし本当はこの三者が手を結んで医療が行なわれていれば、あんなことは起きないのです。

それではそれだけでいいかという問題が出てくるから、今度の「健康の定義」の問題が浮き上がってきたのです。

しかしこのことは予言されていた。一九七〇年代の初めです。最近の少年事件では、少年たちの生き甲斐のなさ、退屈さから、「生の充実を求めての犯罪」という側面があることが指摘されております。コリン・ウイルソンというイギリスの犯罪研究家でありますが、要するにこれからの現代の犯罪というのは、彼には『殺人哲学』というすごい本があるのですが、殺人の一番原始的な形態は、これは原始状態におけるところの食物の争奪で、どうも北京原人は北京原人を殺して食ったらしい跡がある。もちろん、北京原人の骨はどこかにいっちゃいまして、今あるのはレプリカなのですが。第二は欲望の追求である。これだとたくさん入りますよね。第三は、生きがいを求めての犯罪である。現代人の病というのはこの「生き甲斐」がないということだというのです。

精神的健康の定義と「生き甲斐」

私が精神科医になりました頃は、ビクトール・エミル・フランクルという人の影響を受けました。上智大学教授の霜山徳爾先生、宮本忠雄という東京医科歯科大学の私の指導教官と一緒にフランクルの本を何冊か訳しました。『精神医学的人間像』とか『神経症』とかも訳しました。フランクルの実存分析という、一つはフロイトの影響を受け、一つはキリスト教の影響です。それから、さっき中嶋先生がおっしゃったように、実存主義の影響を受けて精神医学を創ったのですが、フロイトは実にいいことを言っているのです。精神的に健康だということは、健康の中でも特にどういうことか。完全にいい状態とは何かという、その内実ですね。フロイトは「精神的に健康な人間にできることは、働くことと愛することである」、本当にそのとおりなのです。人を愛することができ、働くことができたら、多少いろいろあっても七難隠すのです。これはいい言葉ですね。

ところが、それをもう少し具体的に言って、「精神的な健康とは、精神的な病気がない。甚だしい苦悩や不安がない」。この「甚だしい」が付いているのが問題でありまして、全く苦悩や不安がないというのでは石の地蔵さんです。「社会的規範に適応していること」「自己実現、つまり生きがいが達成されていること」、この、社会的には適応しているけれども、適応が行き過ぎて、自己実現ができなくて、生きがいがなくなって空虚感がある、という人はたくさんいるでしょう。そのために「過剰適応症候群」というのが起きてくることもあるわけで、

①「日常神経症」

とフランクルは言っているのです。休日になったらもう生き甲斐がなくて、かえってソワソワして不安になってしまう。あんまり働き中毒だからです。

②「燃え尽き症候群」（フリューデンバーガー）

というのは、一生懸命働いて、特にプロジェクトチームなんかで一生懸命やっている、そのうちにどうも、本人はまだやる気があるのだけれども、燃え尽きてしまって突然働く意欲を失って、職場に適応できなくなる。

③「タイプA型」（フリーマン&ローゼンマン）

というのは前にもお話しいたしましたが、要するに出世したい、成功したいという気

持ちが非常に強い人。もちろんそういう人だから努力家でありますが、他人を疑う傾向がある。仕事熱心だ。声も大きい。自己主張も強い。「急げ急げ病」といわれるぐらいせっかちで、およそ「待つ」ということができない。こういう人は生存の適者でありますから出世するのですが、そのかわり心筋梗塞や心不全になる危険性が、ゆったりとマイペースの「タイプB型」の人に比べて有意差をもって高いのです。

④「コンピュータ過剰適応型」（ブロード）

というのは、コンピュータに過剰に適応してしまって、確かに今の子供たちにＩＴは学んでもらいたいのですが、第二世代までのコンピュータというのは大脳皮質でいえば左脳の機能しかない。これとあまり仲良くなってしまうために、物事をなんでも理屈で割り切ってしまう。他人の言うことのニュアンスがわからない。他人の感情が汲み取れない。なんだかカサカサした変な人間になってしまう。そういうことがあるのです。

⑤「前鬱的性格」（テレンバッハ）

というのは、現在の日本の社会のように几帳面で実に仕事熱心で、何事もきちんとしていなければ気がすまない気配り人間。「私がそうだ」と日本人のたいていが思っているような性格です。たいていがそうでもないんですけれどもね（笑）。

日本型のこういう人はやはり社会にはよく適応できますが、そしてこういう人が皆鬱病になるわけではないのだけれども、中高年で鬱病になる人はほとんど皆こんな性格なのです。現代のような管理社会に適応していくという努力の中で、適応には成功したが、不具合が起きてしまったということがあるわけで、その中でも、一見病気じゃないけれども、生き甲斐が満たされないために神経症みたいになる。休日は家にいられない。ソワソワして胸がドキドキするとか、冷や汗が出るとかというような不安発作が起きる。働き中毒で、人間としての目標が達せられていない。そういうふうに、自分の内面が空虚で、それをつまらないことで満たそうとしている。たとえば「スピード酩酊、ブリッジ癖（賭博癖ですね）、おしゃべり癖」、この三つは現代人の実存的空虚の現れだと言っているのです。

そこでフランクルが言ったのは、人間存在には身体的次元、心理的次元、精神的次元の三つの次元がある。たとえば哺乳動物より下の動物は身体的次元だけですが、あるいは猫などを飼ってみると、猫にはけっこう情緒もあります。犬にもあります。心の世界もありますが、しかし精神といえるものがあるかどうかが疑問だ。

「精神とは何か」ということでありますが、他の動物とは異なった人間とは何かということについて、先ほど中嶋先生がおっしゃった、エートル・プール・ソワ（対自存在）、エートル・アン・ソワ（即自存在）、これは実存主義者の用語です。ジャン・ポール・サルトルといいまして、ジャン・ポール・サルトルと聞くとすぐ「ああ、サルトルか」と思う人は相当の年寄りだ（笑）。年がわかるのです。第二次世界大戦後の日本で、昭和五十年代ぐらいまでの若者は「サルトル」と言われて、「全く知らない。何のことだ」と言うと、それはほんとに話しにならんというような人だったのです。そのぐらい影響が大きかったのです、実存主義という考え方では。人間の生き方というのは、他の人間に代わることができるような生き方、あるいは、ここにコップが一つあって、このコップをもし私が叩きつけて割ったら、そんなことをするやつは変な奴だと私は思われますが、このコップというものは楽屋から持ってくればまた出てきます。代わりがあるのです。そういう、物としてただそこに存在している、そういう存在の在り方のことを即自存在、そこにそのものがただ在る存在、それをエートル・アン・ソワというのです。ところが人間は違う。エートル・プール・ソワ「対自存在」という。その意味は、人間は、自分はかけがえのない存在で、「ここにいる」ということを自覚して生きていっている。これをドイツ語ではハイデッガーという人が即自存在のことをただのSein（存在）といって、ここに自分がいるということを意識して、「I am here（私はここにいる）」と思って生きている存在のことを現存在（ダーザイン）と言ったのです。これはいずれも精神医学の用語としてしょっちゅう使われる用語なのですが、それを中嶋先生は使われたのだと思います。

フランクルの実存的精神療法（ロゴテラピー）というのは、たとえば「顔が赤くなる」という赤面恐怖症というのがありますが、赤面恐怖症の患者さんに「ああ、そう、君、顔が赤くなるの。僕は君が赤くなってくれれば、赤くならない方法を教えてあげるから、そこでがんばって赤くなりなさいよ」と教えるわけです。そうすると、一生懸命に赤くなろうと思っても、そういう時は赤くなれるものじゃないのです。「いいかい、毎朝、家を出るみぎり、赤くなろう、赤くなろう、おサルさんのように赤くなろう、マントヒヒのように赤くなろう、マントヒヒ、マントヒヒと、鏡と向かい合ってマントヒヒをやれ」。赤面恐怖症なんてたいていそれで治ってしまうことが多いのです。

それに対する説明ぶりが独特です。人間には精神的次元というものがある。彼が赤面恐怖症をもつに至ったについて言えば、彼の体質もあります。身体次元的には彼の自律神経系の血管運動神経の過敏さがあるだろう。それから、対人的場面における或る時ちょっと恥をかいたというトラウマ（心の傷）だとか、あるいは、小さい時からの母親や父親との関係の中で出来上がったコンプレックスというものもあるだろう。だけども、そういう本人にはどうにもならないものであるということを別にして、そういう症状に対して本人が主体的にとる態度というのが、この症状の本人に対する影響を左右するのだと、フランクルは言うのです。そして、自分が恐れている症状を自分で引き起こそうと努力することによって、神経症もそれで鎮まってしまう。

ただ、それで人間がすっかり良くなるわけではありません。やはり人間の心の中に空虚感があり、生き甲斐がない。「生き甲斐がない」人間にその生き甲斐を、生き甲斐というのは主観的なものなのですが、これをみつけるように一緒に話してやる、これをロゴテラピーというのだと彼は言うのです。私はこれを自分の患者さん相手にみつけてもらおうと思っても、なかなかみつからないのでありますが、これができればいいのですがね。私はフランクルが日本に来た時、「患者によってはなかなかみつからないでしょう。先生どうですか?」と聞いたら、「それはやっているうちになんとかみつかるものだ」と言いましたけれども、確かにフランクルはそれが上手だったらしくて、信奉者が多いのですが、私は下手だから信奉者がいない（笑）。

ですが、そういうものなのです。生き甲斐というのは大事なのです。そしてその生き甲斐の中で、現代人が忘れている生き甲斐を、フランクルはこう言っているのです、「識られざる神」と。つまり神というものを現代人は見失っている。あるいは、見失ったふりをしている。そういう霊的な存在や神を現代人は見失ったふりをして、それで現代社会に適応しているということを指摘したのは、ユングも言っているのです。ユングは、「現代人は、自分は合理的な存在だから、霊的なものや神は信じないというふりをして生きている。現代人はむしろペルソナという仮面を付けている」というふうに言いました。自分の奥底に眠っている霊性を目覚めさせる、そうすることによって人間は本当の意味での自己になるのだ、自分になるのだ、と。それを個性化というのだというふうにユングは言いましたし、フランクルも、「識られざる神」、霊性を自分の中にみつけるということが実存神経症を治す一つの方法だと言いました。

そういうことが、ヨーロッパの人の中ではWHOが健康の定義を変えようという提案をするようになったことの一つの根っこにはあるのではないでしょうか。

新しい健康の定義とWHO

一九九八年に、新しい健康の定義についてのWHO委員会の討議がありました。この経過については先ほど中嶋先生がお話しなさいました。そこで提案された新しい委員会の討議の提案というのは、

「健康とは身体的、精神的、社会的かつ霊的(spiritual)に完全な幸福のダイナミカルな状態を指し、疾病または虚弱でないのみではない。」

これは山口昌哉さんという方の訳です。この提案がなされた意味なのですが、一つ

は「心身二元論的、自然科学的医学や社会学的保健学の行き詰まり」ですね。この心身二元論が行き詰まってきたというのは、心身医学、心療内科の隆盛というものを見てもわかりますように、医学の内側から、先ほどクロード・ベルナールというフランスの大生理学者の話を中嶋先生がなさいました。生理学というのは、もともと、人間の身体は単なる物であって、物というのは閉じられたシステムであると、フランス人やヨーロッパ人にはそう考える人がいるのです。「窓なき単子」とか、ライプニッツという人がそう言ったのですが、そういう存在としての身体を考えがちである。そうじゃないのだと。身体というのは外部に開かれた存在である、しかも心と身体は関係しているのだというようなことを最初に気が付いて、それの実験を始めようとしたのがクロード・ベルナールという人で、『実験医学序説』という素晴らしい本があるのですが。それからさらに、オーストリアで生まれてカナダで仕事をしたハンス・セリエという医者が「ストレス学説」というものを出しまして、心が身体に影響するということを、実験によって後で追試ができるような形で確かめたのです。

ですから、心身二元論に基づく医学は破綻した、西洋医学は破綻したという言い方は間違っておりまして、西洋医学の内部でも、デカルト的な心身二元論を言う必要がなくなっている。それから、自然科学的な医学、たとえば精神医学の方で自然科学的な医学だけで患者を治そうとすれば、中嶋先生がかつてそれがご専門で、今は私がそれで診療しているような、患者さんを薬漬けにするという治療法しかなくなってきます。それでは心が病んでいる患者さんが完全に治っていくかというと、そんなことはない。

それから、社会学的な保健学も、ただ社会制度を変えて、外部から患者さんをヘルプしてあげればいいかといえば、実はこれはスウェーデンをやたらに持ち上げる人が多いのですが、スウェーデンがとった道なのですが、実はスウェーデンでは、老人の大部分は家族とは同居していませんし、社会化したために人々の繋がりがかえってなくなってしまったということになっていて、これはこれで問題があるのです。実は単位人口当たり犯罪率が一番高いのはスウェーデンなのです。これはあるところまで毎年犯罪白書に載っていましたけれども、どこかから横やりが出たらしくて、犯罪白書はこれを載せることは今止めております。

そういうところでいったいどうしたらいいのか、という問題が一つあります。

現代、心の病気になった時に、実は我々は、本当に心の病気になったとして、たとえばバリ島の社会の中で、――バリ島の社会はほとんどアルコール中毒者が元々はなかった社会なのです。精神分裂病も、バリ島の文化の中で、バリ島の人々の生活の中で、特に呪術を伴う舞踊があるような社会の中でうまく溶かされていって、バリ島で近代医学で診療している先生たちも言うように、精神障害者の入房率が非常に低い国家になっています。精神障害者をなんとかその社会の中で守護していくということだったら、我々はバリ島の文化やあるいはチベットの文化にかなり学ばなければならないところがあるのです。ということで、各文化のうち、治療文化を評価しようというのが「アルマアタ宣言」というところで出されます。

それから、発展途上国ではない先進諸国でも、産業化諸国でも、心の時代、癒しの時代がきたといわれていて、米国の場合、日本の場合もそうですが、いわゆるヒーラーという素人の治療師の占めるシェアがだんだん大きくなって、米国の場合は精神分析家のシェアがだんだん低くなっているといわれているぐらいです。

ここでWHOまでがスピリチュアリティというものを持ち出したのはいったいどうしてだ、それは一体何かということですが、その時日本代表も加わっていまして、日本代表が持ち出したのは鈴木大拙さんの『日本的霊性』で、鈴木大拙さんはこの本を英語で書きましたから、通じはいいのですよ。この人は禅宗ですが。鈴木大拙さんはもちろん仏教徒ですから、「日本的霊性」というのは「惟神《かんながら》の道」で、日本は天皇中心の神の国だというような意味での神の道、そういう霊性ではないと、わりと勇敢にそう言っているのです。霊性についての鈴木さんの定義は、「人間は物質と精神から成り立っている。しかしこの二つは絶えず矛盾するものである。この二つを背後から操っているのが霊性、スピリチュアリティである。このように、人間が生きていくためにはどうしても物質と精神は矛盾したものにしておくことができない。霊性とは、そういう意味で、生きていく上で欠くことが出来ないものだ」というふうにおっしゃったのです。そのことをWHO Consultation（一九八八年）に、たぶん、日本からでかけていった山口さんと田崎さんという二人が持ち出したのだと思います。

鈴木さんは現代人ですから、禅宗のお坊さんではありますが、お坊さんというより仏教哲学者でありますけれども、「肉体と精神という二つの対立を契機に止揚する、アウフヘーベンする契機としての霊性」というふうに、弁証法的な考え方をなすっているように思います。弁証法的な考え方というのはいったい何だというと、またこの話しをするのは私は嫌だから、しないのですが、何で嫌かというと、本山先生や中嶋先生がお聞きになっていらっしゃるから、嫌なのです（笑）。

その時には、ユダヤ・キリスト教はマルチン・アイゼンマン（スウェーデン）、イスラム教はアーマド、モヒ（イラン）、ヒンドゥ圏はビシュ（インド）、日本からは山口昌哉さん、田崎さんという二人が出かけていって討議をなすったようでありまして、こういう専門家の討議に基づいて、より高次レベルの委員会にこれが出されて、さて、今これからどうなるかということになっているわけです。

健康における「霊性」の意義

しかしこれは、提案なされたことだけでも十分意義があるので、我々はこれを現代の日本で意義を知っていたり、あるいは、特に宗教で人を救おうと思っている人々にとっては、どっちにとっても、さらにその上に立って精神医療政策や教育政策をやっていこうという人にとっても、この「霊性の提案」というのは非常に重大なのです。

これがどう重大なのかといいますと、まず、「心身を統一させ、背後で操っているものとしての霊性というものは存在する。そしてそれは非科学的な言葉ではない」ということが裏づけられたと言ってはおかしいですが、はっきりここで言われた。そして私は、この意味では、今まで言われたいくつかの霊性論の中ではやはり鈴木大拙氏の霊性論が、――私は一般に禅宗の信奉者ではありませんが、鈴木先生の説が一番説得力があるように思います。それから、それは「精神と身体の二元論を止揚するものである」。それは新たに「宗教と医学の再協力の可能性を生み出した」ということです。

再協力といっても、元々、宗教と医学あるいは宗教者と医学者は同根に出たものです。基になったのは、これはチャールズ皇太子がときどきおっしゃる冗談で、わが国の皇室でこんな不謹慎な冗談をおっしゃる人はいないと思うのですが、「私は世界で二番目に古い職業をやることを定められているものでありまして」と時々おっしゃるのです。「一番古い職業」とチャールズ皇太子がおっしゃるのは娼婦なのです。売春婦なのです。売春婦は世界で一番古い職業というのは、たいていの人は狩猟採集民族だったり原始農耕をやっているわけだから、その中でそういうことをしなくても食っていける者は娼婦で、次が王様だと、こう言うのですが、それは英語のジョークとしてあるのです。

ただ、基本的には、ドクター・マジシャンといいまして、今でも沖縄のユタや下北半島のイタコはそういうところがありますが、神の意志を聞いて病気を治す、自分が神がかりする、これはドクター・マジシャンです。これはのちに二つに分かれまして、一方は司祭になって宗教家になります。その中で一番器用なやつが王様になる。呪術王というのだと。これはフレーザーという人がそう言ったのです。それが現在の王様になる。そして、司祭になるほど要領のよくなかった者が医者になる。医者の中でも一番最後まであまりアイデンティティがはっきりしないで、両者の間を行ったり来たりしているのが精神科医です（笑）。

この医学と宗教の関係が分裂して、新宗教やカルトの中には「医者なんかに何がわかるものか。ガンだって何だって我輩が癒してやる」と言うものもあります。そんなふうにいがみ合うというのは、日本では医者の側にも責任があります。国公立病院の場合は特にそうです。カトリック教徒の患者さんが死ぬ間際になって司祭さんに、「臨終の秘蹟を」と言っても、仏教徒の臨終の患者さんが導師の方に来ていただくと言っても、婦長さんは病棟の中にお坊さんが僧服を着て入ることを認めません。白衣を着て個室まで入っていただいて、そこで白衣を脱いでいただいて、ということになってしまうのです。もっと医師と医療関係者と宗教家は、密接に協力ができなければならないと思います。ヒーリングやヒーラーの再評価ということが論じられておりまして、各々の文化はその文化にふさわしい医療の体系をもっている。そういうものを近代医学の立場から皆根絶してしまうことが民族にとって幸福なことであるかどうかということについては議論があって、そんなことはすべきじゃないというのがアルマアタ宣言以来の私たちの考え方ですが、しかしそこに陥穽もあるのです。

一番典型的なのはライフスペースとか、加江田塾とか、その前が隆盛を極めていたオウム真理教とかという、カルトによる自称ヒーリングの問題です。特にライフスペースの場合は擬似科学的な用語を使って、何を言っても「これは定説である」と怒鳴りまくっていました。これを警察がよほど勇を振るってから逮捕したのは、やはり世論のそういうものに対する批判がオウム真理教以来強くなった。そして、あのオウム真理教に破壊活動防止法を適用することができなかったということについて、国民の不満が高まっている。そういう中で初めて出来たのです。そうしたら、今度、福永法源氏を逮捕することもできた。あの形がどうして許せないかというと、擬似科学的用語を使っているからです。あれは一種の詐欺の体系で、そういうものがこれに乗じて出てくるのではつまらない。

もちろん、カウンセリングの心身医学は日本に持ってこられるときに、池見酉次郎さんという先生が、自律訓練法という療法を心身医療の治療方法として持ち込まれた。それは禅宗も昔からやってきた「阿含用酥の法」という白隠和尚のやられた方法や、ヨーガにもよく似ているものがあります。心療内科では池見酉次郎先生の一派は東洋的、仏教的メディテーションを高く評価しています。こういうものの存在は、確かに、霊性を含んだ医療の萌芽を示したものです。医学の方も今までそういう心の問題、特に霊性的な心の問題については、非常にネガティブな考え方しかできなかった。それは違うだろうと最近我々も考えているし、WHOも考えるようになった。

宗教の方から言えば、実は宗教家でもあり、哲学者でもあり、心理学者でもあるけれども、それをしかし実証性のない独断的な病気治しではなくて、霊的なものが人間の身体や人間の自律神経にどういう影響を及ぼすか、それに対してどういう影響をこちら側から及ぼし返すことができるかということについて、地道に研究をお続けになって、それをちゃんと欧文と邦文の論文で書き続けていらっしゃる方がいらっしゃるわけで、それはそこに坐っていらっしゃいます本山博先生です。

つまり、皆さんはこれから特別なことをなさろうというわけではないのですが、要するに病気は霊的なものだけで治るのではない、もちろんそうです。身体的、精神的、社会的な健康は大事です。それを背後から支えるものとしての霊性の存在、その霊性を開発するためのさまざまな活動がどういうふうに展開するかということについては、本当は私はこの話しをもう少しするつもりだったのですが、中嶋先生がスライドで詳しくお話しなさったので、もう時間もないので、これはしませんが、非常に広い範囲に提供することができる。我々は霊性をもった存在で、その霊性を生かすことが健康にもつながるのだということを、自信を持って我々はこれから言ってもいいと私は思いますし、皆さんにもそう考えていただければ幸せだと、こういうことになります。

終わります。

（了）

自分史を語る

女優

萩生田　千津子

はぎうだ・ちづこ

山形県生まれ。六八年文学座入団。「ロメオとジュリエット」「飢餓海峡」「五番町夕霧楼」等、数々の舞台、映画、テレビで活躍。八二年不慮の交通事故により車椅子の生活を余儀なくされるが、恩師である作家の水上勉氏に励まされ、車椅子女優として再起。その語り芝居は、厚生省中央児童福祉審議会の推薦文化財となる。また全国身体障害者スポーツ大会にも参加。水泳、陸上ともに金メダルを獲得。国際ソロプチミスト日本財団から「女性向上賞」を受賞。九五年神奈川県知事より表彰される。

自分史を語る

萩生田千津子

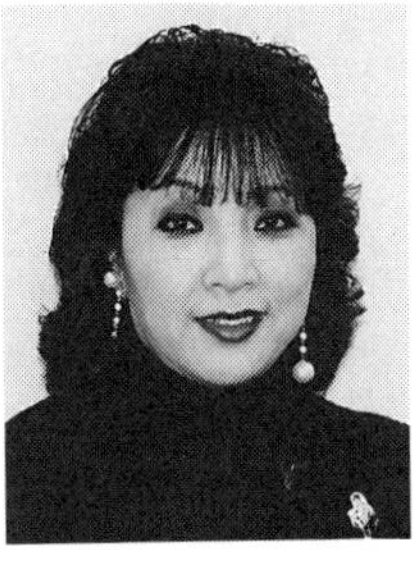

はじめに

皆様こんにちは。萩生田千津子と申します。どうぞよろしくお願いいたします。

今日はこの素晴らしいお集まりに私にお声をかけていただき、お招きいただきました本山先生はじめ各先生方、そしてなによりも今日こちらにおいでの皆様方に心から感謝とお礼を申し上げます。どうもありがとうございました。

とは言いながら、実は、私は先ほどから少し場違いな所に来ているんじゃないかなという気がしていて、はなはだ自分の立場が難しい所にいるんじゃないだろうかと思っているわけです。と申しますのは、私は学者でもありませんし、医者でもありません。先ほどご講演なさった諸先生方の肩書きを拝見しますと、「何々博士」と。――どうしたらいいのだろうかな、学者でもないし、医者でもない。同じ「者」は付くのですが、「役者」なのです、私。ただの役者なんです。ですから、その道の何か専門的なことをと言われましても、どんなお役に立てるのか、どんなためになるお話しができるのか、正直言って、今、少々戸惑っております。

先ほど楽屋に入るまでは意気込んで「何かお役に立つお話しを」とか、「何かためになるお話しを」とか、いろいろ考えて来たのですけれども、先生方にお目にかかったとたんに「とんでもない」と思いました。「お役に立つ、立たない」というのは私の問題ではないのかもしれない。お役に立たせていただけるのかどうか、そちらの方が大事なことなのかもしれない。つまり、私がいくら「お役にたつために伺いました」とお話しいたしましても、皆様のなんのお役にも立たない場合もあるわけです。

ところが、今日こちらのこの一時《ひととき》の中から何か一つおみやげをお持ち帰りいただいて、この先いつかどこかで、「ああ、そう言えばあのおばさん、こんな話しをしていたわ」とか、「あの人こういうこと言ってたな。よし、明日からもうちょっとがんばってみようかな」と、そんな瞬間が来た時、その時が私をお役に立たせていただけた瞬間であり、今日こちらにお伺いした意味をもつ時なのではないだろうか、そんなふうに考えましたので、気楽にしゃべらせていただくことにいたしました。だから、何も難しいお話しは出てまいりません。皆様方にもそれぞれの歴史がありますように、私も、オギャーと生まれて今日このステージに上がるこの時間まで、私も自分史、自分の歴史があります。それを本当に端折りに端折ってですが、どのくらいの大股で歩くかわかりませんが、私の歴史をしゃべらせていただいた中から拾っていただくものがあったらそれでいいのかな、そんなふうに思って話させていただくことにいたしました。

自分の歴史ですから、あくまでも私に限ったお話しです。もしかしたら「何か違うぞ、ちょっとあなた間違ってるよ」ということがありましたら、後で教えていただければ私の勉強になりますので、どうぞご遠慮なくおっしゃっていただければと思いいます。

心があるということ

それでは、私の自分史ですので、オギャーと生まれたところからまず遡らなければいけません。

私は、昭和二十二年（お家に帰ってから計算してください）、山形県の上山市という蔵王の麓の小さな温泉町で育ちました。私の生まれた年というのは本当にベビーブームのピークの時で、まあ、子供の数がごちゃごちゃ、ごちゃごちゃと、ほんとに佃煮ができるぐらいたくさんいた、そんな記憶があるわけです。私の入った小学校は二千八百名もおりました。二年後には三千名に膨れあがるという、東北一のマンモス小学校になっていったわけです。

その学校に入る前の出来事なんですけれども、私の町が温泉町だったものですから、旅館がいっぱいありました。そこに進駐軍というアメリカの軍隊が入ってきたわけですけれども、その米兵たちが町を闊歩する。そしてあとはジープが通りを行ったり来たりと。車なんて少ない時代でしたから、バスが一時間に一本通るか通らないか、氷屋さんの小型トラックが通るかな、とそんな感じでした。バスだって私たちにとっては遊び道具でしたから、後ろにポンと張り付いて、ポンと飛び降りて、ジャンケンポンしてまた戻ってきたり、または排気ガスを胸一杯に吸って、ああ、いい匂い……。今思えば本当にバカみたいなお話しなんですけれども、あのガソリンの臭いというのは私たちにとっては文明の証というか、文化的な香りという気がして、深く深く胸一杯吸っておりました。知らないというのはなんて怖いことなんだろう！と、今思うとぞっとする思い出なわけです。

そんな状態で、子供が表で遊んでいても、一カ所に二、三十人固まって遊んでますから、ジープが来ると、あっという間に五、六十人、下手すると百人ぐらいの子供たちがジープの周りを取り囲みます。キャラメルとかチューインガムをバラバラとばらまかれて、それを拾ってサンキュー、サンキューと言って、誰が教えたかわからないんですけれども、「サンキュー」だけは子供たち皆が言えてましして、それを拾って口にほおばって、というような時代だったわけです。

ところが、私がまだ小学校に入る前の出来事でしたので、五歳、六歳の頃だと思うのですが、小さすぎてその傍まで一回も行けたことはありませんでした。中学生のお兄ちゃん、お姉ちゃんたちの勢いが凄かった。そしていつも指をくわえて、「ああ、私も食べたいなあ！」と思って見ておりました。ところが或る日、一人の兵隊さんが私を指差して

「おいで、おいで」

と言います。

「わたし？」

と言うと、

「そうだ」

と言う。バーッと道が出来まして、ちょこちょこ行くと、手にポン！と何かくれました。手に余る、こんな大きいものを直接手に渡されたわけです。なんだ、これは？なんかえらいもん貰っちゃったんじゃないだろうか。

「おかあさーん……」

と飛んで帰りました。

中を開けました。チョコレートというものでした。生まれて初めて口にしたアメリカのお菓子、チョコレート。こんなにおいしいものが!! ほっぺが落ちるってこういうことなのか。こんなおいしいものがアメリカという国にはあるんだ。甘い甘いあのチョコレートの味、未だに忘れることができません。本当に私にとっては生まれて初めての体験だったわけです。

それをきっかけに、ビスケットだ、バナナだ、マスカットだ、缶詰だ、クッキーだと、いろいろなものを直接それからは手渡しで貰って帰るようになりました。バナナなんて病気でもしないと食べさせてもらえなかった時代です。私がお小遣いを一日五円の頃に、バナナが一本三十円もしたという記憶があります。この間或る学校で講演して、

「皆、一日お小遣いいくら?」

と言ったら、

「五百円」

と言う。

「私は五円だったの。バナナ三十円だったの。計算して」

と言ったら、

「えーっ！」

と子供たちは凄いびっくりしておりました。そのぐらい高価な外国から入ってきた果物、そして私たちにとってはそれが夢であり希望であったあのバナナ。ミカンの缶詰、これも熱でも出さないと口に届かないというぐらい貴重品でした。そして男の子たちがよく言ってました。

「俺な、大きくなって金持ちになったらな、バナナ腹一杯食うようになるんだあ」

これが男の子たちの夢でした。女の子たちは
「おらあ、大きくなって金持ちになったらケーキ腹一杯食うんだ」

これが女の子たちの夢でした。

バナナを腹一杯食べられたらお金持ちになったんだ、ケーキをお腹一杯食べられたらお金持ちになった時なんだ、そういう夢がありました。希望がありました。身体中

にその夢と希望が一杯詰まっていました。ポケットの中を裏返してもその夢と希望しかなかったぐらい、何も入ってないポケットの中には一杯夢や希望が詰まっていた、そんな気がするわけです。

　私は先だって五十回目の誕生日を迎えた時に、ふっとその時代のことを思い出しました。ああ、そういえば、私、バナナを買えるようになってるんだ。ケーキも買えるようになったんだ。大したお金持ちでもないのに、バナナもケーキも手に入るようになった。ここに坐っていて、昨日捕れた北海道のお魚が食べられるようになった。ここに坐っていて一昨日捕れた沖縄の何かが手に入るようになった。冬でも夏でも構わずトマト、キュウリ、スイカが並んでいて、こたつにあたってストーブ焚きながらアイスクリームを食べている。なんだろう？　何でも手に入るようになった。大したお金を出さなくてもなんでも手に入るようになった。でも、手に入るかわりに、とんでもない何か大きなものを私は落としてきてしまったんじゃないだろうか。こんなふうに手に一杯溢れるほどの物が目の前に並んでいるのに、何か満たされない空しさだけが残る。私は何かとんでもないものをどこかに置き忘れてきたのかもしれない。

「バナナ？　カロリーが高いから」

「ケーキ？　いい、太るから要らない」

　バナナとケーキはいまや何か本当にいやなものみたいに私は嫌っていた。そうじゃない。そうじゃない。何かこのバナナに託したものがあったじゃないか。このケーキに託した大きなものがあった。そうだ！　私はもうそれをどこかに忘れてきてしまった。これを取り戻さなければいけない。二十一世紀を迎えたときに、私はここからもう一回出発しよう。それは何だっただろうか。そう、あの夢と希望、一杯あったはずなのに、どこへいっちゃったんでしょうね？　これをもう一度取り戻すために、目の前にバナナ一本とショートケーキ一つ置いて
「ごめんなさい」

と謝って、

「これからもう一回がんばるからよろしくね」

と言って、バナナとケーキを戴いた誕生日のひと時でした。

　そんなふうに物のない時代に、私たちの心はものすごく豊かに、何もなくても心だ

けは豊かだったし、お金がなくて皆貧しい生活をしていたけれども、心まで貧しい子たちはいなかった。皆、燃えていた。キラキラしていた。目がほんとに光っていた。昔そんな気がするわけです。学生服の袖口の辺に洟をこすってテロテロ光っている。「ねぎっぱな」といって青い洟が出ていたのは、あれは栄養が悪かったそうで、今はねぎっぱなを垂らすような子供さんたちはいませんし、そんな学生服の袖口が光るような洟の拭き方なんてしません。皆ちゃんとティッシュというもので拭いたりハンカチをもっていたりという、とても整い過ぎて、なにか怖いなという気がしているわけです。

民話――鬼との出遇い

そういう私たちの子供時代に、テレビもない時代ですから、よく近所のおじいちゃん、おばあちゃんたちに昔語りをしてもらいました。よく、鬼が登場してきました。鬼というのは怖いもんだと教えられてきました。

「夕方早く帰って来ないと、ええか、鬼にさらわれてしまうぞ。鬼に食われてしまうぞ。早く帰ってこねえとな」

「たいへんだ、夕方だ、ああ、暗くなってきた、鬼が来る、たいへんだあ」

急いで帰ってきて、

「ああ、鬼に出遇わなかった！」

と思ってガラッと戸を開けると、中に鬼がいたりすることもあったんですけれども。そういう意味で、鬼というのは私たちにとっては怖いものだと。人間を戒めるため、人間の悪い心を戒めるために神から遣わされたものだと教えられてきたわけです。

ところが、その物語の中に登場してくる鬼たちは皆、間抜けだったり、情けなかったり、悪辣だったり、最後まで悪を通せばいいのに必ず降参をする。人間には謝る。なんだろう？ 子供心に不思議でした。お話に出てくる鬼というのはよっぽどじゃないと、いい鬼さんて出てこないんです。たいていが間抜け、どうしようもない、悪辣、このパターンだけでした。どうしてこんなに人間に嫌われるんだろう。鬼は神様の御使いなのに、どうしてこんなふうに皆嫌っちゃうんだろう。差別するんだろう。

ある時、私は辞書を引いてびっくりしました。「魂」という文字です。自分は鬼ではないと私も思っていました。「とんでもない、私は鬼ではございません、私ほど優しい人はおりませんよ」と、口には出しませんが、たぶん皆様も思っていらっしゃると思うんですね。私も思っておりました。

「でも、じゃ、鬼ではないけれども、魂は？」

「あります」

と大きな声で皆さんもたぶん答えられると思います。その「魂」という文字は、片仮名の「ニ」、下に「ム」と書いて「うん」とか「こん」と読んで、「言う」「伝える」という意味なわけです。その右隣に「鬼」と書いて「魂（たましい）」というわけです。鬼が言う、鬼が伝えてくるわけです。そして辞書を読んでみましたら、「肉体に宿っているものといわれているもの」と書いてありました。肉体を借りてそこに宿っているものなのだ、それが魂というものだということを知ってはじめて私はびっくりしました。じゃ、こんなに嫌っていた相手はどこにいたのか。私の身体の中にいたのだと。差別した相手はどこにいたのか？　この胸の中にいたんだ。天井に唾を吐いて、びちゃっと顔にかかったような、何ともいえない気分になったのを覚えています。

その鬼というものが自分の中にいたのだ。もしかしたら自分自身が鬼だったのかもしれない。そう思ってから、豆まきができなくなりました。「鬼は外」と言ってしまうと、片仮名の「ニ」と「ム」しか残らなくなっちゃう。それじゃ、誰が何を言ってくれるんだ、何を伝えてくれるんだろうかと思った時に、豆まきは私は外から内側にすべきだと考えました。中学生の時でした。

「鬼は内、福も内」

と、福もついでに入ってきていただくことにしました。そして外に出された他の鬼たちも一緒に皆仲良く暮らしましょう、「鬼は内、福も内、皆仲良く暮らす」、これが福祉の精神なんだからなどと、子供心にたいへん勢い込んで豆をまいていたことを思い出します。

魂なる鬼

そういう意味での豆をまいたあの鬼が、なんでこんなふうに人から嫌われて、追い出されて、しかも差別まで受けて、そんなことされるのだろうか。お話の中に出てくる鬼たちはなんでこんなに悪者ばかりなのだろう。ふっと気が付きました。人間というのは非常に弱いものなんだ。戒められたくないんだ。悪いこともしてみたい。ちょっぴり嘘もついてみたい。いろんなやましい心があって、それを戒められるのがうっとうしくて、鬼がとってもうとましい存在になって、遠くへ追いやりたくなった。それにはどうしたらいいだろうか。悪者にするしかなかった。だから、民話の中に出てくる鬼たちは皆悪者で、どうしようもなかったり、間抜けだったりする。人間が勝手に生んだ存在だったのではないだろうかと考えました。そう考えると、鬼がとてもいとおしく思えてかわいそうになってきて、

「ごめんね」

と思わず謝ってしまったものです。

その「魂」なるものが「鬼」で出来ている。これは日本だけなのかもしれませんけれども、その鬼は自分の中にいて、そして自分自身であって、と考えると、「鬼婆」と言われても、私はほんとに清々しい気持ちで聞けるようになりました。「はい、鬼でございます」と言えるようになったわけです。自分の中の鬼というのはどういうも

のなのかはわかりませんが、その魂なる鬼が、いつも私はここにいるんだ、ここにいなければいけないんだ、と。

最近、去年あたりもそうでした、子供の虐待、子供を殺したり、いじめたり、痛めつけたり、折檻したり、ずいぶんこの頃増えてきました。すると、たいてい、「まあ、鬼のような親ですね」という評し方をするわけです。私からしてみたら、とんでもない、鬼がいたら、してない。鬼だったらやっていない。この魂なる鬼がそこに住んでいたらやっていなかったはずだと。だから「鬼のような」ことではなくて、「鬼がいなかった人たち」なんだなと。私は

「ちょっと待って」

とテレビに向かってこの間も呟いてしまいました。この、鬼が住んでいたらやっていなかった、魂なる鬼がいなかったらやっていなかったはずだというのは、どういう瞬間なんだろうか。東北弁に「たまげた」という言葉があります。「びっくりした」という意味ですが、「魂消えた」と書くんですね。きっとあの人たちはたまげたまんまで、鬼が戻ってこない、魂が消えたまんまで戻ってきていない人たちだったんじゃな

かろうか。そう思うと、ああ、やはり鬼を自分の中に一杯一杯、大きく大きく育てていかなければいけないんだな、素敵な鬼に育てていかなければいけないんだなと、改めて思うわけです。子供を殺した親たち、そして鬼というものが消えてしまっていた親たち……。

私はふっと思い出しました。鬼子母神という神様です。そういえば子育ての神様だったな、あれは。あの鬼子母神も鬼なんだ、そうだそうだ、鬼なんだと。そういう意味で、ああ、子供を育てなければいけない、育てるのに必要な大切な存在が鬼子母神という鬼で出来ていたなと、別に私は信者でもありませんし、なんの宗教も関係ないのですが、ふっとその文字に目がいったわけです。子育ての神様が鬼だった。どこまでいっても切っても切れない存在が、人間にとっての大切な存在が、鬼なんだ。その鬼を一生懸命育てていかなければいけないのだなというふうに、今思っているわけです。

民話で伝えたいもの

子供の頃にそういう民話を聞かされて、おじいさん、おばあさんたちの若かりし頃の話し、子供のころの話しをいろいろ話してくれて、その後に必ず言う言葉が「いやあ、昔はいかった、昔はよかった!」と、力をこめて言われるわけです。子供心に、あの言葉は不思議でした。「どうしてだろう。どうしてなんだろう。今の時代はよくないいんだろうか。そんなに悪い時代なんだろうか。どうして? そんなによかった昔をなんで残してくれなかったの? 残さなかったのは自分たちの責任じゃない?」と子供心に思っておりました。私は大人になって、そしておばあさんになった時に、「昔はよかった」と絶対に言わない。「今が最高なんだよ。今のこの世の中が一番素晴らしいんだよ」と言える世の中にするんだ、そう思っていました。

最近いろんな事件や、事故や、それから子供たちの姿を見て、十時過ぎに小学生が駅の階段をトントン、トントンとリュックのようなカバンを背負って下りてくる。階段を下りたところで携帯電話を出して、

「ママ、今着いた。ちょっと一つ早い電車に乗ったから早くお迎えに来て」と。ああ、小学生が携帯電話……。或る時、私は車を運転しますから、信号の所で待っておりましたら、薬局の自動販売機の所に小学校五年生ぐらいの子供が三人立っていました。

「違うよ。こっちの方がいいんだよ」

「違うよ、リアルゴールドの方が、パパ、効くって言ってたぜ」

「じゃ、今日はこっちにしようか」

コインを入れてガチャガチャと自動販売機でリアルゴールドを買っている。そして蓋を開けてゴクゴクと飲んでいる。なにい、なんていう姿なの⁉ これが今の子供たちの姿？ ああ、私たちの子供の頃はこんな姿じゃなかった。ああ、なんという世の中になっちゃったんだろう。「昔はよかったなあ」と呟いている自分にハッとしました。ちょっと待って、私はこの言葉を言っちゃいけなかったんだ。もしこの子たちにこの言葉を私が吐いて、「じゃ、あなた、なんで残してくれなかったか。残すような努力をあなたは何したんだ？」そう聞かれたら、私はなんと答えたらいいのだろうか。

ちょっと待って、ちょっと待って、私は何かしなきゃいけないことあるんじゃないだろうか。「昔がよかったな」と思える何か。

それは私が最初言った民話の語りでした。あの、おじいさん、おばあさんたちが目の前で話してくれたお話し、テレビもない時代でしたから、それが唯一ライブの、私たちにとっては最大の楽しみの一つで、唾が飛んでくる、場合によってはおじいさんが踏ん張っておならをブッとしたりする、臭いけども「クサイ」と言っちゃいけない。それを言っちゃったらもうおじいさん、きっとへそ曲げて話してくれなくなる。なんかそういう迫力もあったし、手を握ったり頭を撫でてくれたり、話しの途中で身振り手振りでいろんなことをやってくれたりする。そういうぬくもりが伝わる。臭いが伝わる、唾が飛ぶ、そういう空間、そういう場所、そういう瞬間を私は最高だと思って聞いていたあの民話を、今の私ならそれができるかもしれない、そう思って、民話の語りに入らせていただくことになったわけです。

母の教え —— 人間の子

民話に入る前にも、私は女優になりたいという思いがあって、女優になりました。なぜ女優になりたかったかというと、実はもっと前に遡ります。先ほどの話しに遡るのですが、私が米兵たちから直接手渡しでお菓子を貰って帰った或る日、とんでもないお土産を母に持って帰った時のことです。

「お母さん、合いの子って何?」

「誰が言ったの、そんなこと」

「みんなが私のことを合いの子って言ってるよ」

「そんなことはない。チータンはお父さんとお母さんの子。それにね、合いの子であったとしても、どんな国の子であったとしても、姿、形は違っていても皆〝お母さん〟という人から生まれてきた、みんな同じ人間の子よ」

「じゃあ、私も人間の子?」

「そう、チータンは人間の子、人間の仲間」

「わあ、人間の子だあ」

　私は直接米兵からお菓子を手渡してもらうようになったために「合いの子、合いの子」といじめられていたようでした。でも、「合いの子」という言葉の意味がわかりませんでした。母に聞きました。そうしたら「合いの子」ではない、「人間の子」だと母は言ったわけです。

　私は「人間の子」という言葉の意味はもちろんわかりませんでしたけれども、「合いの子」ではないのだということだけははっきりしたわけです。ですから、

「やーい、合いの子」

といじめられると、

「ちがうもん、人間の子だもん。お母さんが人間の子だって言ったもん」

と言い返す言葉がみつかりました。この「人間の子」という言葉、今の私をも支えてくれているかなと思えるぐらい、素晴らしい言葉との出遇いの瞬間だったように思います。私の母が私に教えてくれた、一番大切な、一番素敵な言葉との出遇いの瞬間でした。一人に一つずつしか与えられていない命、皆、生きる権利をもっている。それを誰も止めることもできなければ、ましてや、自分で壊すこともしてはならない。そ

れぞれがそれぞれに大切な存在で、それぞれがそれぞれに自由に生きていいのだ。皆人間なのだ。人間の仲間なのだ。たぶんここまで母は説明したかったんだろうと思うわけです。その言葉を私はずっと胸において今日まできました。

もう一人の自分がほしい

小学校に入った時もその言葉が支えてくれました。また、いじめに出遇ってしまったわけです。私の両親が学校の先生だったからです。

「やあい、先生の子、先生の子だもんね」

と、何をやってもやらなくても「先生の子」といじめられてしまう。

「わたし、先生の子じゃない。人間の子だもん」

といつも心の中で叫んでいました。三つ下の妹と手を握り締めながら、いつも叫んでいました。

それでも支え切れなくなって、学校が嫌いになりました。今で言う登校拒否です。でも、昔は「ずる休み」としか言われませんでした。学校の裏に小使いさんの作業小屋がありました。小使いさんという人が昔はいまして、鐘をカランカランと鳴らしたり、学校の中のいろんなものを補修したりお掃除したりする人がいて、その人が作業する小屋に隠れていて、いつも見付かって連れ戻される、そんな日々を過ごしていました。人の前で何かすることが苦手になってきてしまったわけです。人の前で何かするたびに恐怖しか残らなくなる。失敗したらどうしよう、うまくいかなかったらどうしよう、上手にできなかったらどうしたらいいんだ。また笑われる。「先生の子」だって言われてしまう。その恐怖、脅迫観念しかないために、人の前で国語の本読みすらできない子供になりました。

だから学芸会なんていうのは本当に出たことがなかった。三年生の時、とうとう出されてしまいました。何をやったか覚えていないんです。歌ったのか、お芝居だったのか、踊りだったのか、楽器だったのか、朗読だったのか、覚えておりません。とにかく舞台の袖に引っ込んだとたんに気絶をしてしまいました。気が付いたら保健室のベッドの上でした。ああ、なんでわたしってこんな子になっちゃったんだろう、なんでこんな子なんだろうな。もう一人の自分がいてくれたらいいのにな、そうしたらその子に思いっきり私のしたいことをさせてあげるんだ。歌とか踊りとかお芝居とか楽器とか朗読とか、何でも思いっきりやらせてあげる。その子が失敗したって私じゃないんだからと、言い訳もついでに考えながら、もう一人の自分が現れてこないかな、もしかしたらあの子とするっとすりかわれたらいいのになと、「もう一人の自分、もう一人の自分」と思っておりました。

もう一人の自分――女優！

その時が来ました。三年生の秋、秋田から歌舞劇団「わらび座」が私たちの学校に、学校巡演で来てくれることになったわけです。その舞台を見て私は本当にびっくりしました。生まれて初めて見る生の舞台です。おじいさん、おばあさんのあの一人語りも素晴らしいと思いましたけれども、なんて凄いんだろう！絢爛豪華な舞台衣装、照明、登場してくるお兄さん、お姉さんたち。皆歌や踊りやお芝居が上手で、皆美人でハンサム、凄い世界があるもんだと、私はもうただただ口をポカンと開けて見ていたように思います。

そのお兄さん、お姉さんたちは、実はさっきまで舞台設営をしていたあのおじさんとおばさんたちだったということに気付かされるのに時間がかかりませんでした。

「え？ さっきのおじさん、おばさんたちだったの？ なあんだ」

がっかりしました。もっと若くて美人でハンサムなお兄さん、お姉さんたちだと思っていたのに、ここにいるおじさん、おばさんたちが舞台に上がっていたなんて、あのきれいなお兄さんとお姉さんたちになっていたなんて、なあんだ、がっかりした！ と思ったその時でした。

「えっ、なに？ もう一人の自分ということ？ ああ、そうか、もう一人の自分だ！」

「もう一人の自分」というのは現れてくる、または、あの子にしようと決めて、すっと中身をすりかえられる、そんなふうに考えていた私は、そうか、もう一人の自分というのは作ることができるんだと初めて知りまして、その時、私はとても大きな決心をしました。

「よーし、私も女優になろう！ あの真っ白な白粉を塗ってしまえば、もう誰も私のことを〝先生の子〟だなんて言わなくなる。そうしたら私も歌とか踊りとかお芝居だってなんだってできる。そうか、女優という仕事があったんだ！」

私はそれをきっかけに、本当に女優という職業以外考えられなくなっていました。

それが小学校三年生の秋のことでした。もう嬉しくて嬉しくて、やっとみつかった職業ですが、大人たちに

「何になりたいの？」

「女優」

と言うと、皆に反対されました。

「ともかくやめておけ。先生の子供がそういう悪いこと考えるんでない」

「ええか、やめておけ。先生の子供がそういうヤクザな商売考えるもんでない」

「ええか、やめておけ。先生の子供がそういう河原乞食みたいな真似するんでないぞ」

と、言うたびに笑われ、反対され、立ち上がることができなくなるような言葉さえ言われてしまう。友達は自分の職業を口に言うとほめられるのです。おだてられてるんです。励まされてるんです。でも私は、自分がなりたい職業を言っているのに、笑わ

れ、反対され、立ち上がれなくなるような言葉まで言われてしまう。どうしてだ？初めてその時、大人の社会に、職業に差別があることを知って愕然としました。役者の地位のなんと低かったことでしょう！一番下でした。笑ってもらって、お金もらうなんてとんでもない、楽しんでいただいてお金を頂戴する、それは下賤な仕事だと。

「下賤てなに？」

三年生、四年生の頭では「下賤」という言葉の意味がわかりませんでした。ヤクザじゃない。あのお兄さん、お姉さんは乞食じゃなかった。ちゃんとしたお仕事してたんだ。

でも私は、だからといって、もう止められないところまできていました。中学に進んでも、口には出さないけれども、私の中では女優以外考えられず、三年生の時、両親に頼み込みました。すると、両親は

「才能というものを持ってるならば、自分に才能というものがあると信じているならば、三年後からでもいいのではないか」

と、ものの見事に私は敵の術中にすっぽりはまってしまって、高校に行く羽目になっ

てしまいました。

高校担任の先生の教え――目的があるならよい

その頃になると、東京に出て大きな劇団に入るんだと、夢だけは膨れ上がるだけ膨れ上がっておりましたけれども、私の中では、東京しかないのに、あの劇団しかないのにと思っていたにもかかわらず、高校へ行かされる羽目になって、私は「そのかわり演劇部の盛んな高校でいいか」と親に迫って、そこに入ることにしました。朝から晩まで演劇三昧、教科書の下に小説を入れて読んでは没収され、パンフレットを読んでは没収され、雑誌を読んでは没収され、

「机の横に立っていろ」

とおまけ付きです。そこで反省すれば可愛い子だったんですけれども、「なんで先生たちって取り上げちゃうんだろうな、人が静かに読んでるのに、誰にも迷惑かけてないじゃないか。それに明後日までにあの本はよし子ちゃんに返さなくち

ゃならないのに、どうやって取り返せばいいんだ、全く困った先生たちだ。どっちが困ったやつだ！」

なんて言うぐらい、何も気付いてなくて、読むものがなくなると、窓の外を眺めては小説の続きを考えたり、芝居の台詞の言い回しを考えたり、動きを考えたり、一日中、「夢見る夢子さん」よろしく、何も授業を聞いていない。そして授業が終わると部活へと飛んでゆくわけです。

とうとう担任の先生に呼ばれることになりました。当然のことでした。いい成績で入ったはずの高校だったのに、成績は急降下。富士山から直滑降で下りたような、折れ線グラフならまだかわいい、直滑降で下りて下から三番目。「あ、まだ二人いる」。なんにも考えていない……。

職員室中の問題の生徒となってしまいました。そのことは私もうすうす気付いていました。担任の先生に呼ばれた。この先生はビンタで有名な先生で、昔は普通に体罰がありました。男の先生方の皮底のスリッパ型の上履きで、鋲の打ってあるところでガツーンと男の子たちはよく叩かれて、こぶが出来たり切れたりしても家に帰って言えない。

「なんでだ？」

と聞くと、

「〃おめえが悪いことするからだ。先生さまは正しいんだ〃と二回叩かれるもの」と言って、ぶつかっただの、転んだだのと皆嘘をついておりました。そんな時代でした。

私たちのその先生もビンタをもちろんしました。でも、闇雲に叩くわけじゃなかった。嘘ついたり、約束破ったり、この二つだけでした。私は嘘をついた覚えもなければ約束を破った覚えもない。でも、呼ばれたからには何かある。そうか、これだけ私は勉強してないのだから呼ばれても仕方がないか。いつかビンタの洗礼を受けるのを冷や冷や待ってるよりも、早めに受けとこうと思いまして、職員室に行きました。

「萩生田、来ました」

と言って先生の前に立ちました。すると、先生は、

「あのなあ、お前、学校に何しに来てるんだ？」

と言われてしまいまして、どう答えよう、どういうふうに言ったらいいんだ、どうせ

ビンタ覚悟で来たんだ、エイッ！　ままよ、本当のこと言っちゃえという感じで、私は大きな声で叫ぶように答えてしまいました。

「はい、芝居しに来てまーす」

と。

もうこれはビンタどころじゃない、ゲンコツかもしれないと思って、足を一歩開いて、手をぎゅっと握り締めて歯をぐっと食いしばって、ゲンコツが飛んでくるのを待っていたのですが、シーンとしている。目を開けてみると、先生が私に向かってニコッと笑って、職員室中に聞こえるような大きな声でおっしゃいました。

「よーし、学校に目的があって来てるんならそれでよろしい。ただし、授業中は教科書以外のものは読むなよ」

とおっしゃって、没収された本を、七、八冊あったと思うのですが、ポン！と全部返して下さったわけです。

「ありがとうございます」

「よし、がんばれよ」

「はい、がんばります。ありがとうございました」

広く豊かな愛と信頼に応えて

いや、よかった、よかった。ゲンコツかもしれないと思ったのに、本も全部返してもらったぞ、ラッキー！てなもんで、教室に飛んで帰りました。これ、よし子ちゃんに返す、これはみっちゃんに返す、これは○○ちゃんに返す。でも、ちょっと待てよ。この没収された本は全部違う教科の先生に没収されたもので、担任の先生からばかりのものではなかった。でも、これは先生のところに纏めて置いてあった……。

このときにどんなやりとりがあったのか、考えなくてもすぐわかりました。私のかわりに何度頭をさげて下さったことでしょう。私のかわりに何度謝って下さったことでしょう。

「申し訳ありません」
「わかりました」
「言っときます」

「失礼しました」

「ごめんなさい！」

　こいつにだけは頭を下げたくないと思うやつもいたかもしれません。にもかかわらず、私のかわりに頭をさげて下さった。にもかかわらず、たった一言の
「勉強しろ！」

もなく、

「よーし、学校に目的があって来ているならそれでいい」

と言って下さった先生。私はその時、心の奥でバシーッとビンタされたような衝撃を感じました。なんということだろう。なんということを先生にしてしまったんだろう。

「先生ごめんなさーい」

　私は机に伏して泣きました。生まれて初めて「信じてもらう」ということの凄さをその先生に教えられました。

「信じる」というのはこういうことなんだ。人を信じるということはこういうことなんだ。だめなところもいいところも持ってこの子なのだ、だめなところもいいところ

も持ってこの生徒なのだ、この子が今学校に目的があって来ているのです、他の先生方、どうぞ長い目で見てやっていただけませんか、どうぞ長い目で見守ってやっていただけませんか、という思いを言外に込めて私を守ってくださった。人を守るということはこういうことなのだ。よけいなことは何も言わずに……。私はその時、その先生にその凄さを無言で教えられた気がしたわけです。丸ごと引き受け、丸ごと抱え、丸ごと抱きしめ、丸ごと私を守って下さった。中学の担任の先生までが、

「先生の子なんだから」

「憲夫先生のお嬢さんなんだから」

「勝子先生の娘さんなんだから」

と、「先生の子」としてしか評価してくれなかった。それを、この駄目な生徒を丸ごと引き受けて、

「よーし、目的があって来てるならそれでいい」

なんという広い愛なんだろう。豊かな心なんだろう。豊かさとは、広さとは、愛とは、その先生に教えられた気がしました。その日から、この先生を裏切ってはいけな

来事でした。

いと思いました。死にもの狂いで勉強を始めたその日、高校一年生二学期の初めの出

心の友

この先生から人生を教えられてきました。三年間、幸い私は同じ先生に担任していただいて、たくさんの素晴らしい道を教えてもらいました。忘れられない言葉があります。

「君たちは親友がいるか」

と聞かれたことがあります。

「います」

「親友とは〝親しい友〟と書くな。小学校の親友、中学の親友、高校の親友、大学へ行ったら大学の親友、社会に出たら社会での親友。その場所、その時々で親しい友というものはできるものだ。だがな、無二の親友というのがいるだろう。これはな、生涯通じてたった一人だぞ。こいつのために命をかけてもいいと思える存在、それが無

二の心友というものだ。もう一人の自分だと思え。親しい友ではない。〝心の友〟と書いて〝しんゆう〟と呼べ。もう一人の自分が苦しんでるんだったら、黙ってぎゅっと手の一つでも握って傍にいてやれ。よけいなことは言わないでよろしい。もう一人の自分が喜んでるんだ、だったら、心の底から一緒に喜んでやれ。羨むな、そねむな、もう一人の自分を羨んでどうするんだ。もう一人の自分なんだぞ。一緒に喜んでやれ。一緒に喜んであげたときな、自分自身を信じたことになるぞ。自分を信じろ。人間としてこの世に生まれてきた価値分、人間として生きていいんだと信じろ。この世に生まれてきた価値が君たちそれぞれにあるんだ。生きていいんだ。自分は生きていいんだと信じろ。自分を信じられなくなるから、羨んだり、ねたんだり、そねんだり、いじめたり、意地悪したりするのだ。自分が正しくもないのに誰かを悪者にして、あの人がこう言ったから、あいつがこうしたから、あれがこうだったから、ああだったから、自分が正しくもないのに、誰かを悪者にすることで、何かを悪者にすることで、さも正しくあるような錯覚をもつ。そういう弱い人間になるな。嫉妬という言葉があるだろう。人間が自分を自分で信じられない一番醜い瞬間だぞ。その醜い瞬間を作るな。そういう弱い人間になるな。親子なら、兄弟ならするであろうことをしてやれ。他人になるとなぜできなくなるのだ」

この「他人になるとなぜできなくなるのだ？」という言葉が私の胸にぐさっと響いてきました。車椅子になって、私はそういう言葉を何度も頭の中で思い返した日がありました。他人になるとなぜできなくなるのだろう。親子なら、兄弟なら、家族ならするであろうこのことを、なぜできなくなるのだろうか。私は友達に言ったことがあります。

「どうしてだろうか？」

「ううん、失敗したら、怪我でもさせたらと思うから、ついつい手が出なくなっちゃのよ」

「そんなの、訊いてもいなくて、なんで言えるの？」

「ううん、そうよね、訊いてもいいんだけど、訊いた時に、〝よけいなことするんじゃねぇ〟って前に言われたことあるから、やはり私の場合は怖いのよね」

「いいじゃない。その時、ああ、そうですか、どうぞお大事にと言ってくれて結構だから訊いて欲しい。〝お手伝いしましょうか？〟〝私に何かできますか？〟そして、相手が〝こうしてください〟〝ああしてください〟と説明するから。その上で、できないことだったら、〝ああ、ごめんなさい。私それできません〟できなかったらできないで、言ってくれたほうがいいのよ。〝ごめんなさい、私それじゃもう一人探してきます。男の方のほうがいいみたいですね〟または〝もう一人、私も一緒に待ちましょう〟、なんでもいい、その時の自分にできることを、また、できないことをはっきり伝えてくれれば、それでいいのよ。だって、兄弟だったり親子だったらそういうことするでしょう」

「そうよね、でも、そっちから声かけてもらうと助かるんだけど」

「ああ、こっちからも、お願いしますと大きな声で言わなきゃいけなかったわね」

「そうよ、そっちからもやってもらわないと」

「お互いの歩み寄りが必要だったよね。そしてぶつかり合わなかったら、決して前になんか行けないよね」

「そう、ぶつかり合わなかったらね」

「触れ合うぐらいじゃわからないわよね。お前嫌いだよ、あなたの言ってること違うと思うわ、そこまで言い合わなかったら絶対に前に進めないよね」

「そうだよね」

その手前でつい止めてしまうわけです。「お前、嫌いだよ」と言ったら、障害者を差別したと思われるんじゃなかろうかと思う手前で止めてしまうから、妙な具合になる。言われた方も障害者を差別したと考えてしまうから、おかしなことになる。

そうじゃない。障害はたまたまであって、対人間として向かい合った時に、普通の人が喧嘩するように喧嘩できなかったら、それは本当の意味でのバリアフリーということにならないと私は考えるわけです。スロープ作ればいいというものではないし、手すりを付ければいいというものでもない。点字ブロックを作ればいいというものでもない。坂道なんて、階段なんて、いろんな人が皆でワッセワッセと運んでくれたらそれでいいんです。むしろその方がいい。

「ありがとうございました」

「いいえ、お気をつけて」

よっぽどそのことの方が人間的だし、バリアが取れてると思うわけです。「スロープがあるから上れるんじゃないの」と遠くから眺められてるような、あの冷たいスロープ、長い長い距離を渡る時にヒヤーッとするものを感じる時があるわけです。それよりは、階段だっていい、皆の気持ちのバリアが取れていてお互いが通じあえたら、その方がずっと素敵だと思います。そんな瞬間に、私は担任の先生の言葉を思い出すわけです。

その先生が私たちに言いました。

「とにかく、人間として仲間だということを、自分の中でしっかりおいておけ」と。

杉村春子の教え――明日に向かって生きる

私は東京に向かう時に、たった一人、その先生だけが言って下さった

「よし、行け！」

という言葉を背中に東京に向かい、女優になりました。

杉村春子に憧れて文学座に入りました。そして杉村春子の付き人として四年間過ご

しました。同期には宇津宮雅代、原田大二郎というのがいます。その杉村春子からも、また、たくさん素晴らしい言葉を教えられました。

「萩生田さん、私ね、〝もう年だから〟というあの便利重宝な言葉、大嫌いなの。もう年だからと言って逃げるの、ずるいと思わない？　卑怯よね。自分という人間に対して失礼でしょう？　だから私は言わないの、もう年だからという言葉を。明日という可能性に向かって、私の人生まだこれから、そう考えることにしているの。だから私は周りからも言われたくはない。皆、自分から〝もう年だから〟と言っておいて、それでいて年寄り扱いされると怒ってしまうのはなぜ？　自分から言ったのよ。だったら怒っちゃいけないわ。怒るぐらいだったら言わないことよ。自分から逃げないことよ」

杉村春子六十代の時の言葉でした。

車椅子になったとき、私はその言葉を思い出しました。その言葉を、「もう障害者になったから」と置き換えたら同じことが言えるんじゃなかろうか。障害者だからといって、便利重宝の言葉で逃げるのはずるいのかもしれない。卑怯かもしれない。私という人間に対して失礼なのかもしれない。そう、私にも「明日」という可能性がある。明日に向かって私の人生これから、そう考えることにしよう。

水上勉先生の教え――命を使う

車椅子になって病院に入院していた時、その言葉を思い出して、リハビリに励んでおりました。その時にまた、素晴らしい人との再会がありました。それは水上勉先生との再会でした。「五番町夕霧楼」「越前竹人形」「飢餓海峡」などの作品に出させていただいて以来の再会でした。泣きながら、女優としてもう終わりかもしれない、と言ってしまいました。すると、水上先生は私におっしゃいました。

「お前さん、なに言うとんのや。飛んだり跳ねたりだけが女優やないやろ。世の中にはな、屑はないんや。要らんもんは一つもない。人間かて同じや。要らんで生まれたものは一人もおらん。皆必要があってこの世に生まれてきとんのや。皆、何かするためにこの世に命もろてんのや。お前さんかて、もう一度もろた命やないか。その命つこうてみい。〝命使う〟と書いて〝使命（しめい）〟というのやぞ。お前さんにも使命があるやろ。お前さんにしかできんことがあるやろ。人間、みな使命持って生まれてきとんのや。失うたものは考えるな。残されたもんを生かせ。お前さんには声が残ってるやないか。〝語り〟をやればええやないか。夢は捨てるな。希望を持て。これまでの自分を精一杯活かして生きればええやないか」

水上先生の車椅子に乗ったお嬢様、そのお嬢様にも励まされました。

「萩生田さん、車椅子は私たちの足でしょ。松葉杖もその人の足、白い杖はその人の目、手話はその人の言葉、補聴器はその人の耳、近眼だから、老眼だから、メガネをかけている。皆、不足のものをそういうもので補ってるだけじゃない。不自由なものをそういうもので助けてあげてるだけじゃない。メガネかけた俳優や女優がいるのよ。だったら、車椅子に乗ってる女優がいたっていいじゃない。日本でまだいないって言うなら、あなたが一番先になればいいじゃない」

数々の出遇いと教えに支えられて

ああ、そうか、そうだった。飛んで跳ねてるだけが女優ではなかった。ずっと私は

勘違いをしていたかもしれない。そうだ、あの高校の先生がおっしゃった
「学校に目的があって来ているならそれでいい」

っていうあの言葉、

「世の中に目的があって生きているならそれでいい」

と置き換えてみよう。杉村春子が言ってくれた
「明日という可能性に向かって、私の人生まだこれから」

そう、「私は障害者だから」じゃない。そうじゃない。これはたまたまなのだ。これは私の個性なのだと考えればいい。水上先生が言ってくださった、

「世の中に屑はない、皆必要があってこの世に生まれてきている。皆なにかするために命をもらっている」

私にも何かすることがあるだろう。そして私の母が言ってくれた言葉、

「姿、形は違っていても、お母さんという人から生まれてきた皆同じ〝人の子〟、〝人間の子〟だ」

私も人間の子、姿、形は違ったけれども「人間の子」だと心において生きていこう

と、今思っています。

明るく元気に生きること、これが私の娘に残せる最大の財産ではないか、今そう思っています。

With You !

一生懸命生きて初めて、自分を愛し、そしてその自分を愛した結果が周りを愛せることになるのだ。まず自分を愛さなければいけない。まず自分を大切にしなければいけない。まず自分を大事にしなければいけない。まず自分を信じなければいけない。

ハンディキャップが私にこのことを教えてくれました。全てに感謝です。そして過去の出遇いに感謝です。悪い出来事も含めて、今の私がここにいる。全て感謝です。

そして、今日の新たな出遇いに心からの感謝を込めて、私は今
「生きることが本当に大好きです！」

と言える自分に感謝します。私にも何ができるか、皆様と一緒に考えてみたいと思います。

「あなたと共に（With You）」という言葉があります。

With You！の言葉を贈らせていただきまして、私のおしゃべりを終わらせていただきます。

ご静聴、どうもありがとうございました。

（了）

人間の健康

ＩＡＲＰ会長、ＣＩＨＳ学長
文学博士

本山　博

もとやま・ひろし

一九二五年香川県生まれ。五六年東京文理科大学（現・筑波大学）大学院哲学科卒。五八年東京文理科大学記念賞受賞。一九六二年文学博士（哲学、心理学）。幼時より母の厳しい修行をとおして体得した宗教経験の世界を、電気生理学的、生物物理学的研究方法により明らかにすると共に、学問と修行両面からの後進指導に生涯を捧げ、この目的から、六一年宗教心理学研究所、七二年国際宗教・超心理学会（ＩＡＲＰ）、九二年カリフォルニア人間科学大学院（ＣＩＨＳ）等を創設。イタリア・アカデミア・チベリナ正会員。著書に『東洋医学 気の流れの測定・診断と治療』『場所的個としての覚者』『神秘体験の種々相Ｉ・II』『宗教とは何か』他多数。

人間の健康

本山　博

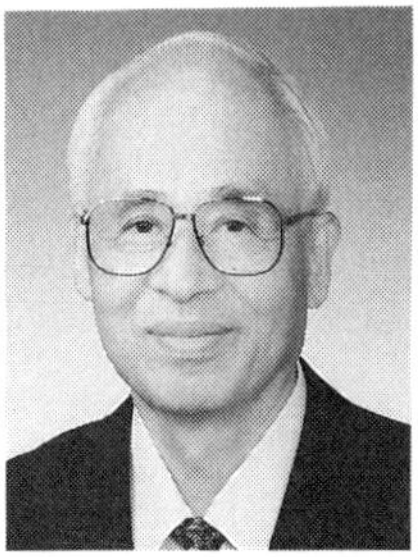

人間は身・心・魂よりなる

今日は、健康とは何か、人間の健康とは本当に身体だけが健康ということなのだろうか、心の健康というのはどういうものか、心には病気があるのだろうか。ここ四十～五十年あるいは百年ぐらいの間に西洋医学が非常に発達して、今もその延長ですけれども、人間を身体の面だけ、あるいは精神医学でいう心の面だけで人間を考えるようになった。しかし人間存在というのはその二つで全てであろうか。

——と申しますのは、私は子供の頃から非常に優れた霊能者である母に連れられて神様にお会いし、それからまた、魂や霊と会う、そういう機会に恵まれた毎日を過ごしておりました。また幼少からの非常に厳しい修行を通して、人間の心、あるいは意識、そういうものではつかまえることができない魂がある。——我々の意識とか心というのは少なくとも脳との関連で動いていて、脳という空間の中で、或る時間の経過を経て或る場所でいろいろな知覚ができたり、概念化が行なわれたり、そこで思考作用が起きる、というふうに、いまの神経精神医学では言いますし、私たちもそういうふうに教えられてきたわけですが、私の幼少からの体験からみると、人間はそれだけのものではなくて、人間というのは時間や空間を超えて存続しうる。また、記憶をもっている。そして時間や空間に制約されないで物や人の心に働きかけたり、それを知ることができる能力がある。それは物理的な時間や空間に制約されないものであるだけに、死んだ後も決して滅びるものではないのだというふうに、子供の頃から確信し、実際にそういう世界で成長してきたわけです。

ところが、大学に入りますと、それはだめだ、そういう考えはただの仮想、あるいは空想、あるいは考えにすぎないのだというふうに、哲学あるいは生理学、心理学、いろいろなことを勉強するにつれてそういうふうに教えられたわけです。しかし私にとっては、これはただの知識でもないし、私にとっては事実である。だから、なんとかしてそれを確かめうるような、自分なりに厳しい修行をしたり、あるいは体験をしたことを、魂の実在ということを立証するような何か学問が出来ないものかと、宗教学、哲学、心理学、生理学、特に電気生理学等、様々な専門分野の研究を統合して、新しい研究方法を探り見出してきた。しかし戦後五十五年経ってやっと、中嶋先生たちがＷＨＯでスピリチュアリティとかスピリチュアルなもの、そういうことについて取り上げられるようになりましたけれども、それ以前はそういう「スピリチュアル」という言葉を言うだけで、大学から或る意味で締め出されたし、学界からも締め出された。そういう苦い経験をもっております。

それで、なんとかしてそういうものを実証できるような学問を創りたいというのが私の念願でしたけれども、幸い、今、そういうものをコースとして正式に認められるような大学院大学がアメリカで十年ほど前に実現をしました(1)。私はずっと学者としての研究生活を送ってきましたから、ビジネスとか経営とかということには非常にうといので、今でも経営の面あるいはお金の面で苦労します。それにアメリカの人たちは基本的にはキリスト教的な、特にプロテスタントの教育を受けて、そういうプロテスタントの心情もしくは教義がその人たちの日常生活を制する一つの道徳的な観念あるいは道徳的な行動の規範になっていますから、アジア的な考え方とか仏教の考え方を大学でいろいろ教え、そしてキリスト教的な考えのこういうところに、今世界宗教戦争を起こすような欠点があるという話しをしますと、学生たちが途端に嫌な顔をする。しかし、日本とアメリカの両方に住みながら、日本人でもあるしアメリカ人でもあるような生活をこの十年ほど続けてきて最近思いますのは、「アメリカ人」とか「日本人」とかというものを越えたような共通な人間としての広場、あるいは考え方、ものの理解の仕方というふうなものが人間には本来備わっているということが、この頃だんだんにわかってまいりました。

　そういうものと、いわゆる個人性と社会性、あるいは魂の問題、愛とか智慧とかいうものとが非常に密接につながっている。そしてグローバルな社会ができるに従ってそういうものが必要なのだ。今、個人主義とか物の面だけの生活が優先しておりますが、そういう心の面、あるいは魂の面、良心の働き、そういうことがだんだんに足りなくなってきた今の社会では、悪いことをしても当たり前のようになってきました。それはやはり物というものの原理に従った生活、つまり自分だけを守ろう、自分だけが利益を得よう、自分しか頼るものがないというような考え方（科学とか資本主義の影響によってそういうものが出来たのだと思います）が原因だと思うのですが、そういうものも含めて人間全体を実際は根底から支えている何かが人間の中にはある、そういうお話しを今日はしたいと思うのです。

身体には健康、不健康、病気ということがありますが、心、魂には、健康あるいは病気の他に、悪いことをする、あるいは良いことをするという善悪、そういうものが魂や心の大事な性格であると思います。魂に目覚めたときに、あるいは良心に目覚めたときに、それが実際に力をもって人間をコントロールして善を行なわせ悪を退けさすことができるようになる。そういう意味では、「魂の目覚め」ということが、これからの二十一世紀、二十二世紀の人類にとっての大事な課題であると思うのです。

魂はある —— 私の体験から

それでは、私たちは普通の生活では「身体とか心がある」ということは誰でも承知しているはずですが、魂ということになると、それがあるかどうかがわからない。あるいは、心不在の物のメカニズムだけを問題にする科学の立場から見れば、心さえもわからないわけですから、魂を問題にするということは、科学の立場から見れば非常に問題にしにくい。それからまた、魂の次元に目覚めたら、後でいろいろな実験のデータをお見せしますが、心の力によって、物理的な手段とか感覚を使わなくても直接身体のコントロールができたり、あるいは光が出る量を変えたり、つまり物理的な現象を変えることができる。つまり、科学が対象としている物理的な現象の根底に宗教的な世界あるいは魂の世界があるのですが、そういうふうなことを言いましたら、エネルギーの不変の法則とか物理的な法則が壊れるのではないか、だからそういうものは決して科学の世界には入れられない、というのが今の科学の大勢だと思うのです。ですから、実際に魂というものは在るのかないのかということを、まずお話ししたいと思うのです。

私自身は、先に申しましたように非常に厳しい修行を何十年かしてきましたが、人の病気を治すことができたり、あるいはまた、人の身体、あるいは物の動きを直接にコントロールできるような体験を今までにずいぶんしてまいりました。そしてそれがどうしてそういうことが起きるのかというのを科学的に実証してきました。特に人間の身体の場合は、最近は中国の経絡医学、あるいはインドのアーユルヴェーダの、気のエネルギーとかプラーナとかというふうなことが取り上げられるようになりましたけれども、そういう気のエネルギーとかプラーナに対しては魂の働きというのが直接に働きやすい。そして、気のエネルギーとかプラーナの変化が、同時に、それが媒介となって人間の身体に大きな影響を与える。たとえば臓器の働きを強めたり弱めたり、あるいは心拍動をゼロから二百までというふうに、心の力によって変えたりすることもできる。そういう実験データを少しずつお見せしながら、「魂が在る」という科学の一端をお話ししたいと思います。

では、先ず、魂が在るかどうかという一つの実例をお見せしたいと思います。

二十年ぐらい前でしたか、或る家庭に非常なハンディキャップを持った子供がいた。

それで、どうしてそういうことになったのだろうかという相談にみえたのです。その時に、だいたい千三百年ぐらい〜千四百年ぐらい前に、群馬県の方で、まだ大和朝廷には属していないアイヌの種族の一つの王であった時の、その子供の前生がみえた。その年代、その王の館のあった場所、館の形、また、その王の古墳がその館からそう遠くない所に見えたのです。一種の三昧の状態に入りますと、自分自身で経験したことのないようなことが私にはいろいろ見えるものですから、その通りのことをその子の兄夫婦に話しますと、兄夫婦は非常に熱心にその館の遺跡をいろいろ探してみたのですが、その時はとうとうみつからなかった。

ところが五、六年経って、上越新幹線の工事が始まって、ちょうど私がみた、――予知ではなくて、みたわけですが、その場所を掘りかけると、まさに私が話したような豪族の館が出てきたのです。さらにその古墳も発見され、その古墳のまわりには群馬県が指定した公園が出来ましたが、近くに三つある古墳のうち、「この古墳がその子の前生の王の墓だ」と言った、その古墳が今当時の姿に再現され、それから館の跡（それは新幹線のすぐ下でしたからまた埋められましたけれども）も模型が作られ、

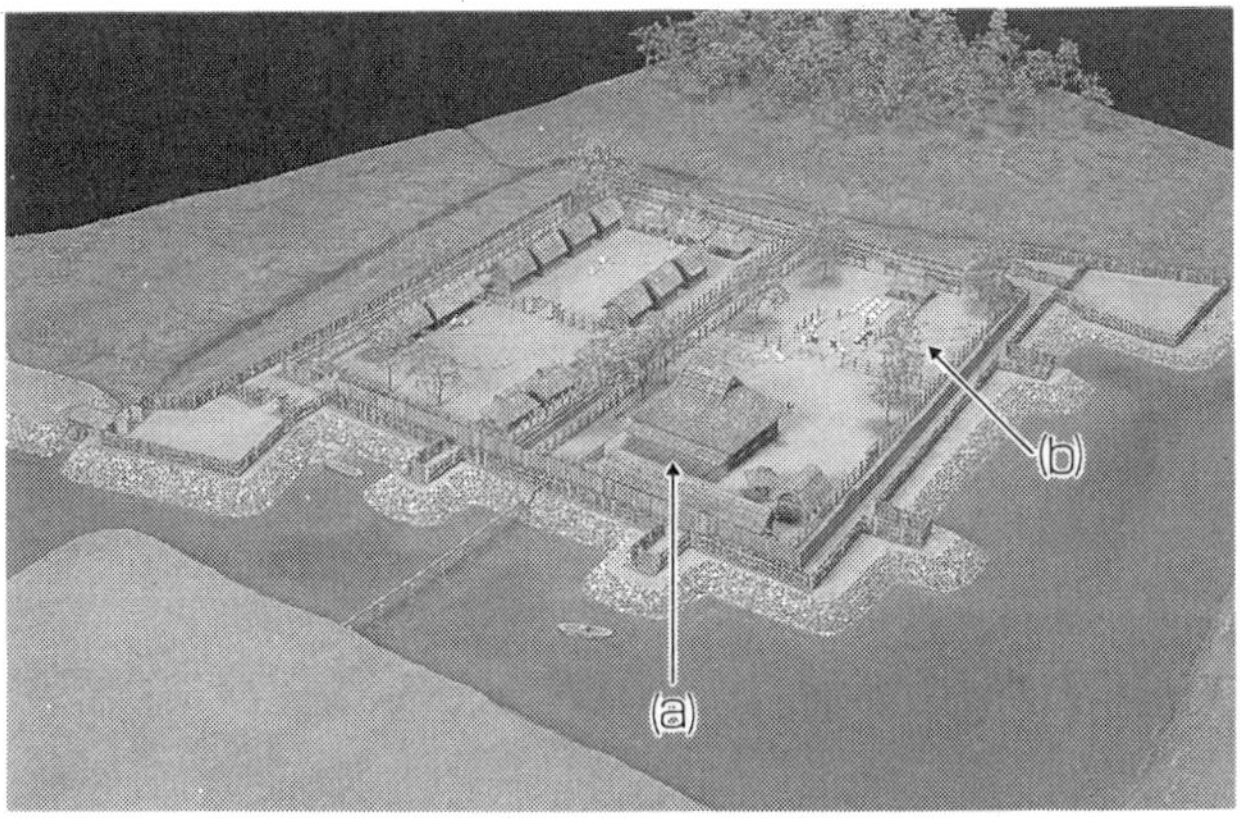

図１　王の館の模型

公園の中の博物館に展示されています。その写真をお見せしたいと思います（図1）。

ここに大きな館（a）があって、この後ろに祭祀をする場所（b）がある。ここ（a）はいろいろ日常的な生活の場所で、この中に王が住んでいた。館は半分は祭祀の場なのです。もう一つ非常にはっきりしたのは、この堀が三十メートルぐらいあるのです。当時外敵が矢を放っても館の中には届かないような距離の堀がずっと四方に巡らされていて、橋がかけてあるというのを、私が見た通りに話したわけですが、ちょうどそれと同じような堀をもつ館が出てきたわけです。関東で古墳時代のアイヌの豪族の立派な居館が出てきた

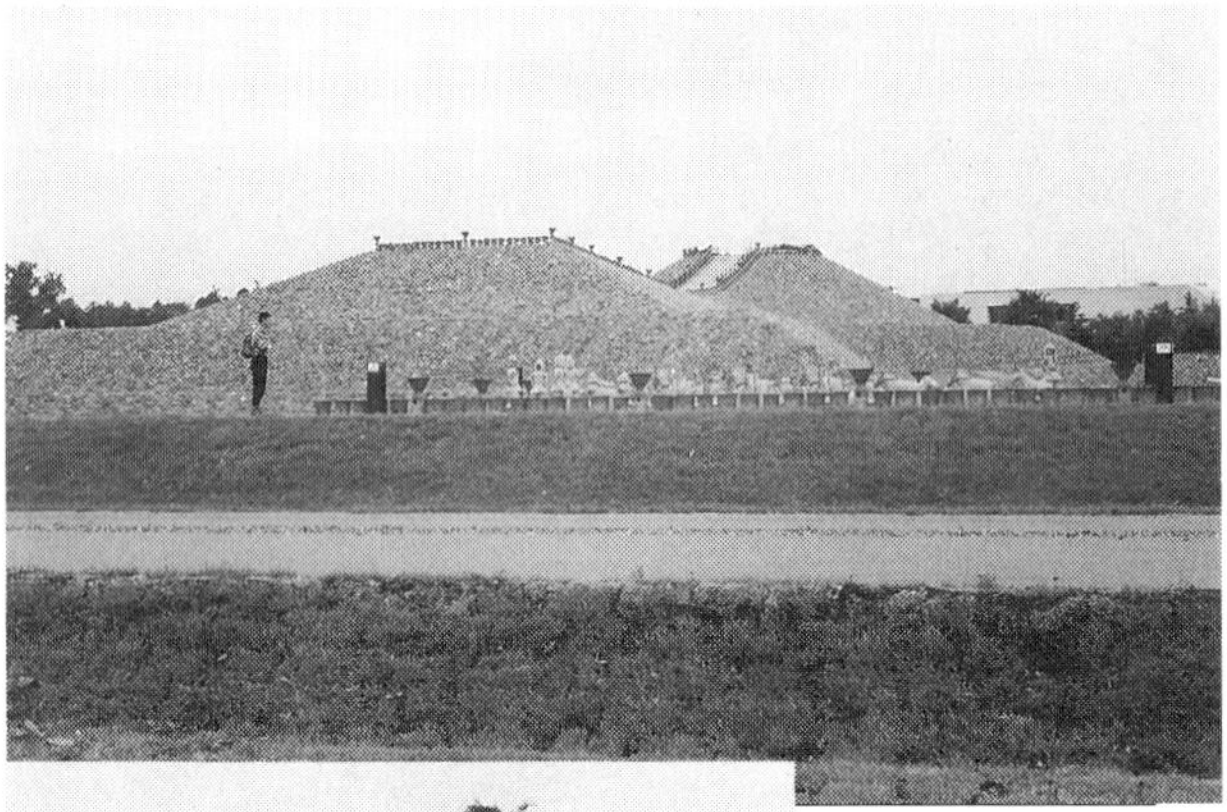

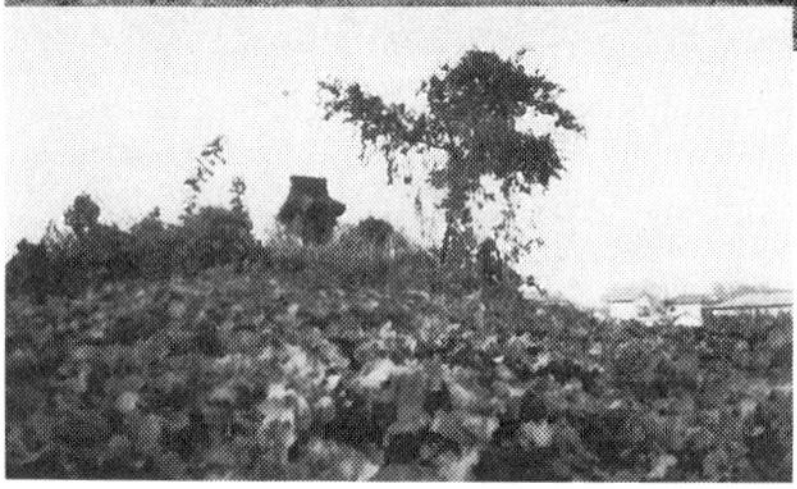

図２（上）　復元された古墳
　　（左）　塔（復元前）

のはこれが初めてで、今はＮＨＫとかいろいろなところで問題にしますが、私が実際に瞑想中に見たのは、もう二十年近くも前なのです。

この館に住んでいた王であった人の古墳は、そこからほど近くに三つある古墳のうち、古墳のてっぺんに塔のようなものがあるから、それがこの王の古墳だというふうに言いましたところ、今再現されているこの古墳の上だけに、塔のようなものがあったのです。その古墳だけが今は復元されています（図２）。

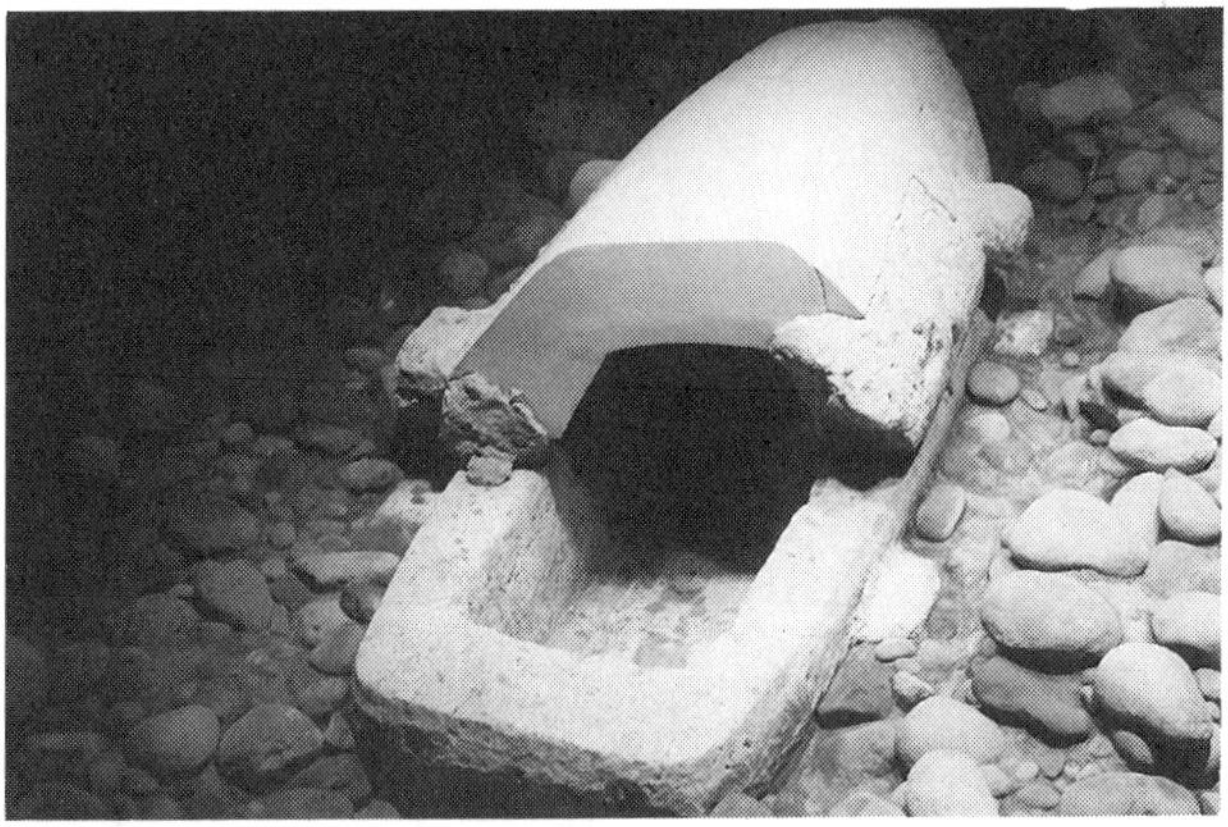

図3　王の棺

これは王の棺ですね(図3)。私には、「この古墳がこの王の墓だ!」とすぐわかるわけですが、それが事実であったという考古学的な証拠としては、ここに副葬してあった埴輪、什器、そういうものが、先にお見せした王の館の跡から出てきたものと様式も時代も同一だったのです。つまりこの古墳が、この子供の前生である王の古墳であるということが考古学的に証明されたわけですが、館も古墳も一切発見されていない以前に、私は実際に見ることができた。

こういう実証の例は今までにたくさんあります。ありますが、では、目で見たり、物理的にそれを調査したりしたわけではなくて、千三百年～千四百年前に生きていた或る魂が現在こういうふうにハンディキャップをもって生まれ変わった、そしてその住んでいた館がこういう形で残されていて、墓がそういう所にあると、どうしてわかるか。

それは、その王の魂の中に保持されている記憶を、私がその魂の次元で直接見ることができて初めてわかるわけです。記憶というのは側頭葉のこういう所にあるのだとかいろいろ言っても、王の側頭葉そのもの、脳そのもの、身体そのものはもう無いのですから、その記憶は魂の中に保持されていたわけです。ですからこの古墳と古墳時代の館の例は、「魂がある」という一つの実証、傍証になると思うのです。

魂はある ―― 魂に目覚めた人は自分の臓器機能をコントロールできる

次は、そういうふうに魂が目覚めてきた人、私だけではなくて、ヨーガの行者、あるいは釈尊にしてもキリストにしても、神の意識、あるいは高い魂の次元に目覚めた人たちはどういうことができるか。

身体とのつながりで言えば、皆さんは、癌になったり病気になったりしても、それ

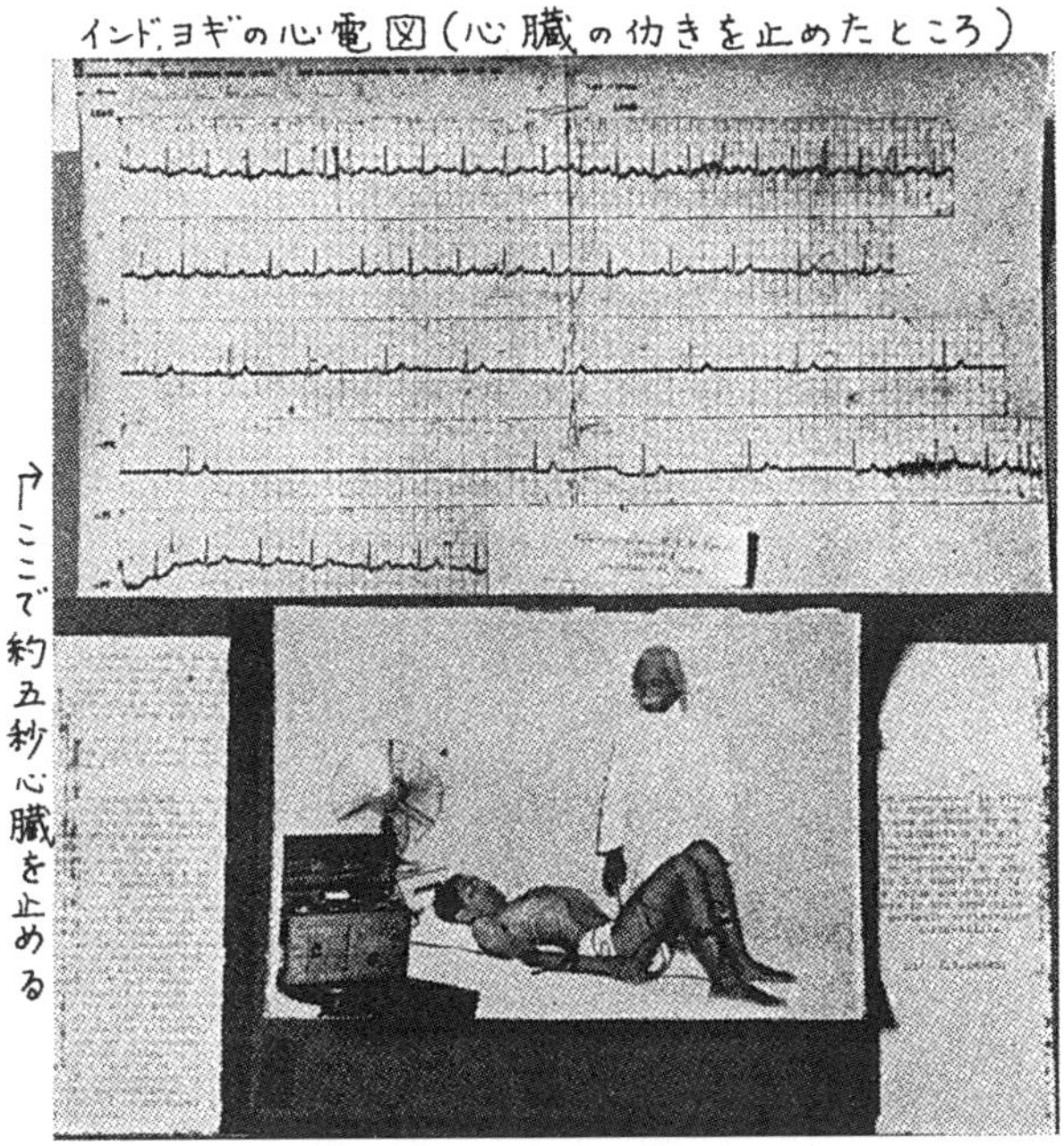

図4　ヨギの心電図

を自分で治したり、それをコントロールすることはできないですね。たとえば普通の場合は心臓の脈拍は六十〜八十ぐらいで、二百ぐらいになったら非常に危険な状態というふうに言われるわけですが、それをゼロにもできるし、二百にもでき、なおかつ心臓がいっこうに異常にならない、というように、魂が目覚めた時には心臓を自由にコントロールできる（図4）。

立っている人は（図4）、ボンベイ大学の医学部の生理学の教授で、横になっている人は霊的に成長して心臓を止められるヨギです。当時すでにヒマラヤの中に修行に入って出て来ないということでしたが、普通の状態で脈拍が六十、七十からぼつぼつと止めるように意思をして、次第に脈拍がゆっくりになってくる。そして五秒ぐらいの間、心電図が平らになっている。心電図というのは心臓の筋肉が動いて測られるものではなくて、最初に心臓の筋肉に電気的な変化がおきてから心筋の動きができるものですから、これは完全に心臓がコントロールされて止まったという証拠になると思うのです。

魂はある――魂に目覚めた人は他人の身体機能をコントロールできる

次に、私が力を或る人に送る時には、先ほど話しましたように、人間の魂の次元で向こうの魂がもっている身体にエネルギーを送るわけです。そのエネルギーを普通は心のエネルギー、サイ（Psi）のエネルギーと言うわけですが、Psiのエネルギーというのはセンターを持っていて、昔から七つほどセンターがあると言われている。そのセンターは、魂に目覚めた人にはチャクラ（光の輪）としてみえる（図5―1）。たとえば仏像の場合は頭の上に頭光といいますか、光の輪があるし、キリストの場合は復活をした時に心臓が光っている、ああいうのをチャクラというわけですが、各人全て「魂」をもっていて、その魂のPsiのエネルギーのセンターであるチャクラの一つに私が力を送ったとすると、そのPsiのエネルギーと気のエネルギーとは相互作用が起きやすい。そしてその相互作用が起きた状態が、気のエネルギーは電気的なエネルギーとして測ることができますから、今度は電気的なエネルギーとして測定できるわけです。

そこで、私が作りました、経絡の中を流れる気のエネルギーを電気的に測ることのできる機械ＡＭＩ[2]（最近はいろいろな国の医学部でＡＭＩが使われるようになりました）で、この実験では肺経、肝経、脾経、胃経、腎経、膀胱経という経絡を連続して測りながら、脾経、胃経、肝経と関係していて、ちょうど胃の真上にある経穴で、マニプラチャクラというチャクラと関係がある中脘[3]（図5―2）という所に力を送って

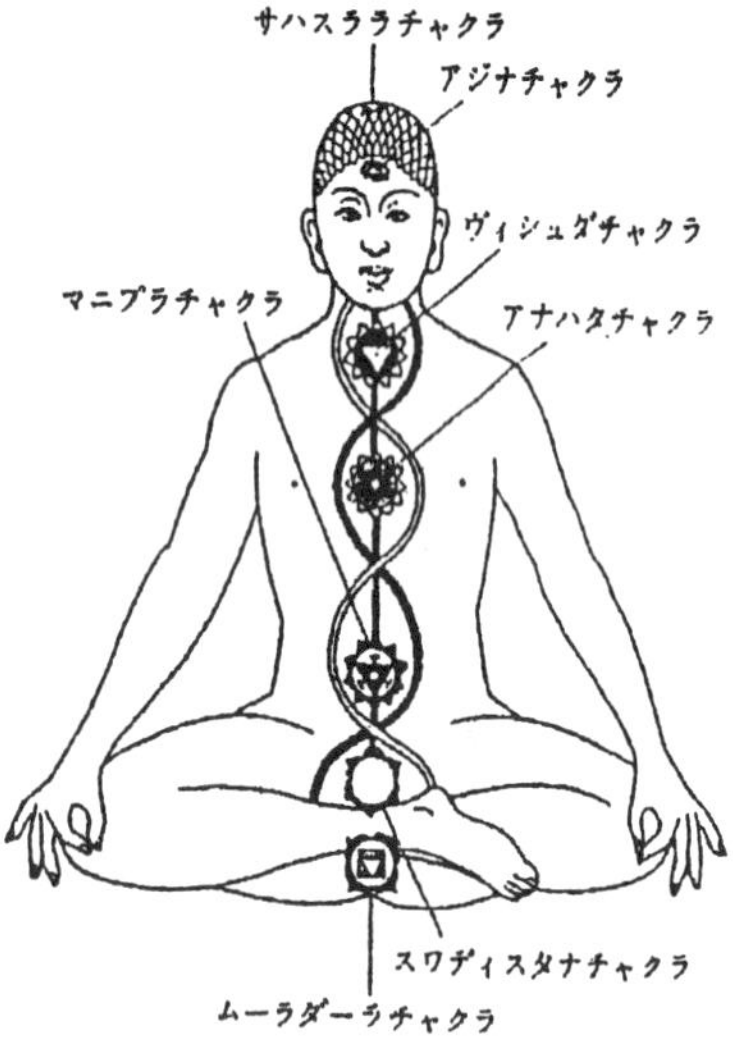

図５—１　チャクラの図

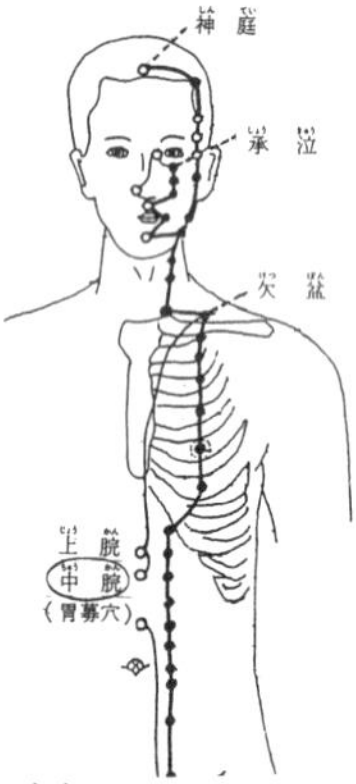

図５—２—１
胃経と中脘

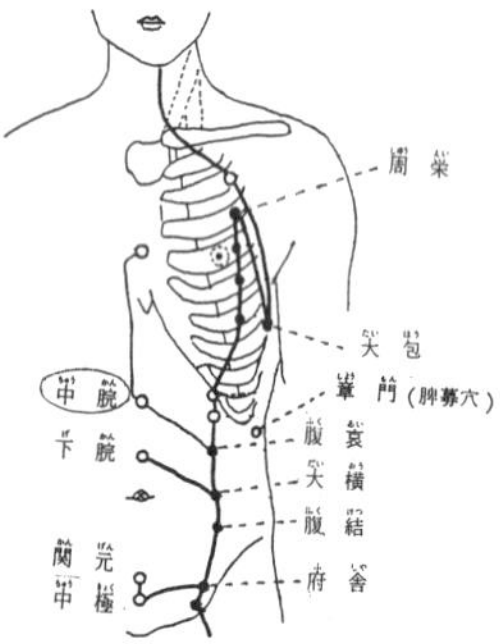

図５—２—２
脾経と中脘

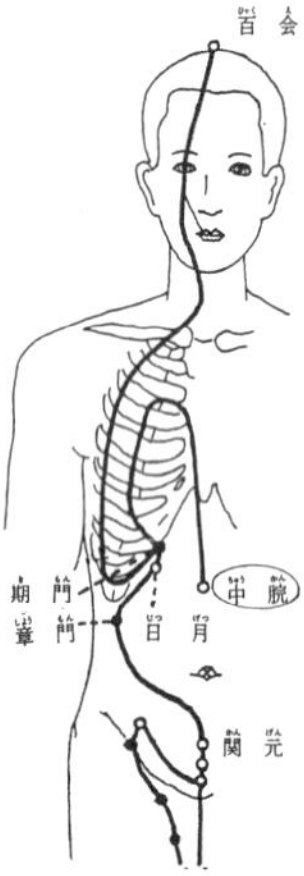

図５—２—３
肝経と中脘

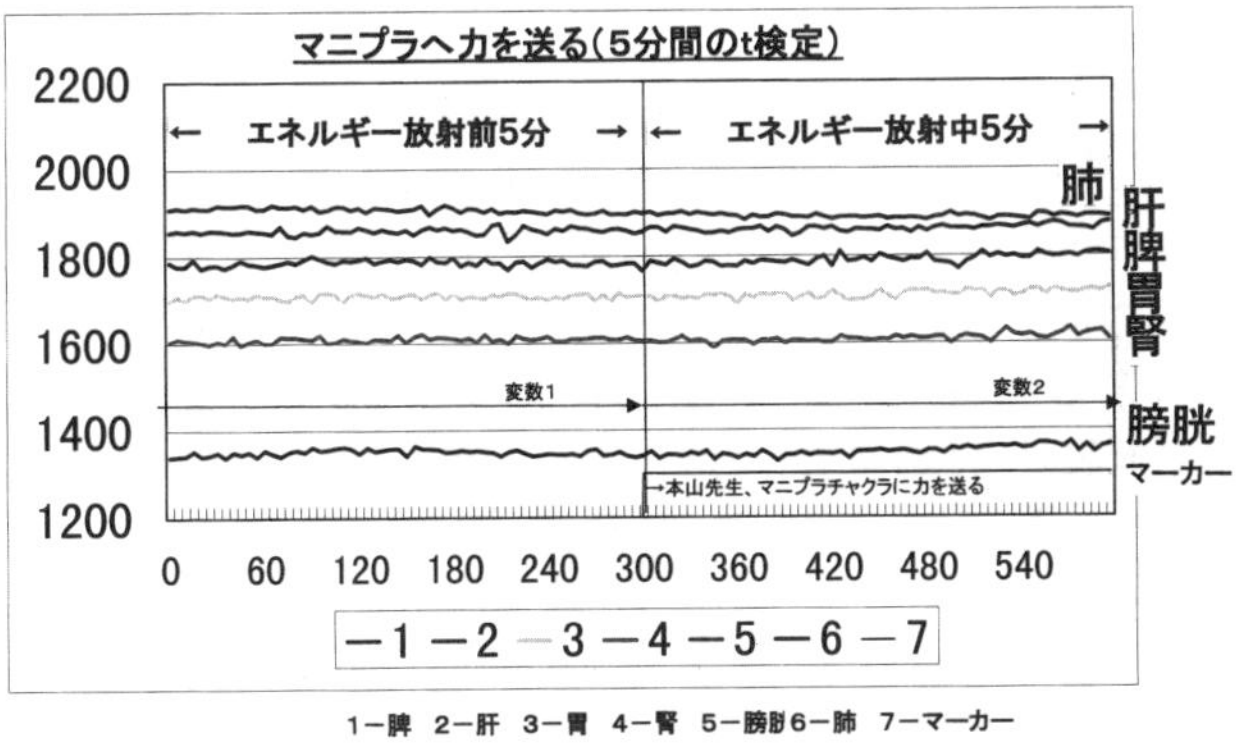

図6　マニプラへ力を送る(5分間のt検定)

みたわけです――中脘というよりはマニプラチャクラに力を送ってみた。

本当にチャクラがあるならば、それと関連をしている胃経、脾経、肝経に変化が出るはずですね。もしなければ、魂もないかもしれない。あるいは、Psiというエネルギー、つまり直接物理的な力を介さないで生体のエネルギー系に変化を起こすようなことも起きないかもしれません。

ところが実際には、マニプラチャクラと関係のある肝経、脾経、胃経にだけ変化が起きた。初めはコントロールの状態で、私が力を送りますと、僅かではありますが、エネルギーの状態が肝経、脾経、胃経では増加する。

2000/1/12

マニプラチャクラへ本山先生が力を送る前と後のt検定

t-検定: 一対の標本による平均の検定ツール

脾経

	変数 1	変数 2
平均	1785.881356	1790.220339
分散	50.27878434	101.2437171
観測数	59	59
ピアソン相関	-0.064390788	
仮説平均との差異	0	
自由度	58	
t	2.629005951	
P(T<=t) 片側	0.005472029	
t 境界値 片側	1.671553491	
P(T<=t) 両側	0.010944058 ←	
t 境界値 両側	2.001715984	

胃経

	変数 1	変数 2
平均	1708.237288	1710.898305
分散	33.04617183	62.71361777
観測数	59	59
ピアソン相関	-0.116488574	
仮説平均との差異	0	
自由度	58	
t	1.981857856	
P(T<=t) 片側	0.026120406	
t 境界値 片側	1.671553491	
P(T<=t) 両側	0.052240812 ←	
t 境界値 両側	2.001715984	

肝経

	変数 1	変数 2
平均	1858.677966	1862.389831
分散	48.04967855	39.82817066
観測数	59	59
ピアソン相関	0.089232079	
仮説平均との差異	0	
自由度	58	
t	3.186260247	
P(T<=t) 片側	0.001160718	
t 境界値 片側	1.671553491	
P(T<=t) 両側	0.002321436 ←	
t 境界値 両側	2.001715984	

図7－1

2000/1/12

マニプラチャクラへ本山先生が力を送る前と後のt検定

t-検定: 一対の標本による平均の検定ツール

腎経

	変数 1	変数 2
平均	1609.4	1610.316667
分散	35.66779661	70.52514124
観測数	60	60
ピアソン相関	0.117737826	
仮説平均との差異	0	
自由度	59	
t	0.730870964	
P(T<=t) 片側	0.233875303	
t 境界値 片側	1.671091923	
P(T<=t) 両側	0.467750606	
t 境界値 両側	2.000997483	

膀胱経

	変数 1	変数 2
平均	1349.333333	1349.833333
分散	50.56497175	89.8700565
観測数	60	60
ピアソン相関	-0.179436591	
仮説平均との差異	0	
自由度	59	
t	0.301852614	
P(T<=t) 片側	0.381912938	
t 境界値 片側	1.671091923	
P(T<=t) 両側	0.763825876	
t 境界値 両側	2.000997483	

肺経

	変数 1	変数 2
平均	1907.433333	1890.6
分散	49.16497175	25.63389831
観測数	60	60
ピアソン相関	0.215990853	
仮説平均との差異	0	
自由度	59	
t	-16.90913259	
P(T<=t) 片側	1.35024E-24	
t 境界値 片側	1.671091923	
P(T<=t) 両側	2.70048E-24 ←	
t 境界値 両側	2.000997483	

図7－2

そして関係のない、泌尿生殖器系と関係のある膀胱経とか腎経はほとんど変化をしない（図6）。

しかしグラフのままではよくわかりませんから、統計的にこの値を分析してみますと、マニプラと関係のある胃の経では、ＢＰ値、つまり生体のエネルギーの値が増えたという結果が出たわけです。消化器系をコントロールしている生体のエネルギー、肝経とか脾経とか胃経というのが非常に有意な差を、大きな増加を示した。肝臓に気のエネルギーを送る肝経もこのように大きな変化をした。ところが、これに対して、直接消化器系とは関係のない、泌尿生殖器系をコントロールしている膀胱経とか腎経では、何の変化も起きていない（図7―1、7―2）。

肺経は、経絡としては、初めに宇宙からエネルギーを取り入れた場合に、一番初めに流れる経が肺経なのです。肺経はハリで刺戟をしても、マッサージで刺戟をしても、生体のどこを刺戟しても、肺経が他の経よりも一番エネルギーが高いのです。そのせいだと思うのですが、これは必ず減少するのです。マイナスに変わる。ということは、たぶん、刺戟がくればいつでも一番高い状態の肺経が、全体のバランスをとるためにそのエネルギーが他のところへいって、こういうふうに減るのだろうと思うのです。

魂が魂に働きかけることによって

この実験からも言えることは、Psiのエネルギー、つまり私が相手の魂の身体のもっている一つのセンターであるマニプラチャクラという光の輪に精神的なエネルギーを送ると、それは距離に関係がないのです。ここから十メートルぐらい離れたところへ送っても――気功の場合は気のエネルギーで、これは物理的なものですから、二メートルぐらいが一番効果が出て、十メートル以上になるとほとんど効果が出ません。そういう気のエネルギーとは違って、Psiのエネルギー、心のエネルギー、あるいは魂のエネルギーというのは、ここからアメリカへ送っても、九州へ送っても、あるいはここから一メートルぐらい離れたところへ送っても、効果はあまり変わらないのです。つまり物理的な次元の時間とか空間というものには制約されずに働く。

ですから、そういう次元で記憶されたものは、身体の脳とか身体とかに依存して動いている何かではありません。皆さんも魂をもっているわけですけれども、それは脳とか、物理的な次元で働いているのではない。ところが普通の意識は脳という空間において、或る時間系列の中で作用している働きですから、魂に目覚めない限りは、魂の次元での記憶とか働きというものは、実際はそれが非常に私たちの身体や心に影響しているのだけれども、普通はわからない。わかったとしても、「何か知らないが、こうしたいのだ」というふうにわかるだけなのです。

私の体験をここで長々と述べることは止めにしますが、先ほどの群馬の遺跡、私が十年余も前に見て、これが或る人の前生である、この人は今こういうふうに生まれ変わっているというふうに見た通りの遺跡が、実際に証拠が出てきたわけです。ですけれども、魂が目覚めていない、あるいは魂に否定的な、今は魂を認めようとしないというふうな立場にいる限りは、そう言ってみても、「それで魂があるかどうかはわからないじゃないか、それはただの傍証に過ぎないじゃないか」ということも言えるわけです。しかし私から見れば、ちょうど皆さんの姿を見ると同じように見えるわけだから、「在る」とか「ない」とかではなくて、これは私にとっては事実として認めるより仕方がない。

それでは、それが実際に現実の中でどんなふうな影響をもっているかというと、さき程申しましたように、前生の王様の館や墓が実際に発掘されたり、あるいはまた、私が被験者の或るチャクラに力を送ったら、そのチャクラと関係している経絡の気のエネルギーの流れに変化が生じた。経絡の気のエネルギーあるいはチャクラというふうなものが、実際にないのであれば今の変化は起きないわけですが、変化が起きたわけですから、やはり「魂が在る」ということと、魂が一つのエネルギー系であること、しかしそのエネルギー系は、私たちが知っているような物理的な時間や空間に左右されるようなエネルギー系とは違うということがわかります。

物を形成する力とは

次は物の原理と心の原理ということについてお話ししたいと思います。

物というのは、今の物理学では、無秩序に自己凝縮をして崩壊へと向かうのが物の原理と言われている。一切の秩序あるものは物の原理からは出てこない。ところが実際には、この机にしても、皆さんの身体にしても、この建物にしても、一定の期間、宇宙にしても二百億年か四百億年かは一定の秩序をもって存在することができる。

それでは、そういう秩序をもった存在はいったい何によって出来るかということですが、さき程、私が或る人に力を送って身体に変化が起きたデータをお見せしました。その時送ったと同じような力を送っていろいろな人の病気も治すわけですが、そういう時には、一つ一つの細胞を作り出している分子、あるいはその分子を作り出している原子、その原子や分子という「物」の中に精神の芽のようなものがあって、その精神の芽が、力を送ると、私たちのもっている大きな力の助力を得て、壊れた状態を修復できる。そういう物の中にある精神の芽が、私たちの、というよりは、魂や神様の力を得て、物の素材に秩序を与える。その時に物が出来上がる。私自身の体験や今までのいろいろな実験の結果からそれが言えます。

たとえば光が身体から出る、生体の発光現象の実験があります。魂の次元で目覚めた人が、さっき言ったように或る被験者に力を送ります。すると、普通の場合は、生体の或る特定の場所の細胞膜が興奮をする、あるいはミトコンドリアが興奮すると、一秒間に一回～二十回ぐらいの光量子が出てくるのですが、魂の次元での力を送って、そこの細胞ないしは或る細胞を作り出している分子あるいは原子が励起された状態になると、一秒間にだいたい二千〜三千ぐらいの光量子が出てくる。それがたくさん出てきた時には、薄ぼんやりとオーラのように見えることがあるのです。そういうのが光の輪として、昔から聖者の周りに描かれているものだと思うのですが、そういうふうに、Psiのエネルギーというのは直接に物理的次元の原子の次元あるいは素粒子の次元でも変化を起こすことができるというふうな実験もあります。

ですから、物が出来上がっているというその根底には宗教の世界、あるいは魂の世界の力、智慧といいますか、愛あるいは創造力というふうなものがあって、それが物のもっている精神の芽に働きかけて一定の物が出来る。それがさらに進化をして微生物になったり、動物になったり、人間の魂というふうに進化をしてくるのだと思うのです。

いろいろな実験がありますが、最近ＣＩＨＳの講師の一人のバクスターという人が行なった実験では、ヨーグルトを入れた器をこちらに置いて、そこから一キロぐらい離れた他のビルの中の、物理的な力が入らないようにシールドした部屋の中にもヨーグルトを入れた器を置く。そしてこちら側のヨーグルトに抗生物質を入れると、抗生物質を入れられたヨーグルトの菌は死ぬわけです。しかしそれは向こうのビルのシールドしてある部屋のヨーグルトには何の関係もないはずですが、こっちの、抗生物質を入れられたヨーグルトの菌が死ぬか生きるかという死闘をしていると、向こうのヨーグルトにすぐ、GSRといいますか、電気的なポテンシャルの変化が起きるのが測定されるそうです。ということは、たとえ微生物であっても、感覚とか物理的な手段を通さないで、お互いの間に物理的な感覚を超えた情報伝達の仕方がある。つまり物理的な時間とか空間を超えたような一種の魂の情報交換というのが、微生物においてさえも、ヨーグルトのような乳酸菌の中にさえもあるという結果が出たということです。

なにも魂というのは人間だけにあるものではなくて、微生物にもあるし、あるいは原子や分子の中にもあるのだと思うのです。

アストラルの魂、カラーナの魂

魂には、私が今までいろいろな心霊相談をしたり体験したことから、二種類あるように思います。一つは、自分の感情とか想念とかイメージ（これらは非常に利己的なもの、自己中心的なものですが）などが主になって、そういう次元で働いている魂で、それをアストラルの次元の魂、微細身の次元の魂と言っています。もう一つは、そういう感情とか想念とかイメージというものを十分にコントロールができるようになり、それらを超えた魂、要するに自分自身について反省ができる、そして、愛とか智慧とか創造力とか良心、あるいは社会性というふうなものが備わった高い次元の魂で、私はこれをカラーナの次元の魂と言っています。人間の魂にはこの二つの魂があるように思うのです。

人間が身体をもって生まれた時に、初めは卵子と精子の結合から始まり、そこで次々と核分裂が起きる。そして外胚葉、中胚葉、内胚葉というのが出来、内胚葉がだんだんいろいろな内臓組織に変わっていく、中胚葉は結合織に変わっていき、外胚葉は神経系に変わっていくというふうに、分化をしていく。そしてそれぞれにいろいろな臓器に分化をして、たとえば肝臓に分化をしたら、肝臓の細胞が一定量になるとそれ以上は増えないようにコントロールができている。そういう全体が有機的な統一を保って、それぞれがそれぞれの機能を十分に果たしている時に人間の身体は確かに健康といえるわけです。

しかし、今お話ししましたように、物にはそういう有機的な統一を与えたり秩序を与えたりする力はありませんから、人間の身体というのは、魂、つまりカラーナの世界というか、愛と智慧と創造力をもって全体に統一を与え、秩序を与える、そういう魂によって、人間の身体は創り出されたのだと思うのです。ですから、そういう魂の次元に目覚めたならば、その目覚めに応じて、自分の身体も人の身体もコントロールができるようになる。さき程の実験のように、普通の人なら心臓を止めたり動かしたりはできないが、それができるようになる。アフリカなどでは、今もシャーマニズムの次元での信仰治療を抜きにして医療は語れないと聞いていますが、そういう所ではPsiの力を使っていろいろな治療が行なわれているわけです。

しかしその中には、実際にはそういう能力がないのだけれども、能力があるようにみせかけてカルトになっている人もいるし、非常にあやふやな、まだそういう能力が十分に目覚めていないでシャーマンになっている人もいるわけで、そういう見分けがつかないところで、いわゆる霊的な問題がいつでも起きるわけです。日本でもいろいろなところで、実際には病気が治らないのに、治ったようにみせかける団体も多い。ですから、これから魂の科学あるいは魂の問題を扱う場合に、きちんとした区別ができることが大事だと思うのです。

身体や心と健康・不健康（病気）

次に、身体には、さき程話しましたように、健康な状態と、たとえば年が寄って魂によるコントロールに衰えができる、そういう場合に、十分に全体のコントロールができなくなって、たとえば或る所で癌細胞が出来ると、それが全体に広がって全体の秩序を乱して死んでしまうというようなことも起きるわけです。ですから、身体の面からみれば、身体には「健康」と「病気」というものがある。

それに対して、心とか魂という次元になると、いわゆる精神病、――外の世界、現実の世界と自分の中で思っていることとの区別がつかなくなってくると、それは精神病といわれるわけですが、心にもそういう病気がある。魂にも、感情とか想念というものが主であるアストラルの次元では病気がある。よく挙げる例ですが、百人近い人びとと一緒に行をして坐っていた時に、その中の一人の人に肺癌で亡くなった父親が憑いているのが見えた。それでその人に訊いてみると、肺癌と似たような、肺の痛みとか咳がしょっちゅう出ていると言うのです。本人の肺そのものはいろいろ検査をしても何も異常がないのに、現象としては痛みや咳が起きている。それで、憑依をしている父親の霊を諭して退けると、一年も二年も続いていた肺癌のような症状が息子から消えてしまった、というふうな例もあります。そういうふうに、アストラルの次元の魂は、自分が肺癌で亡くなると、もう死んで肺はないのに、まだ痛みの中に落ち込んでいる状態の時には、霊の世界にもそういう病気があるわけです。

心や魂と善・悪

以上のように心や魂にも病気があるけれども、心あるいは魂には、病気とか健康とかというものの他に、善・悪という一つの性質があるように思います。これが非常に大事で、今の世の中では善悪の区別が全くなくなってしまって、物の原理、つまり自分だけの利益を求めるという物の原理に国家も企業も支配されている面が大きいように思われます。

物の原理に支配されて自分の利益だけを追うというのは、これは病気ではありませんけれども、「悪」だと思うのです。他のものはどうでもよろしい、自分だけが儲かればいい、自分だけが成り立てばいいというのは悪だと思うのです。ところが、現今では、心を忘れて物のメカニズムのみを追う科学や、人間を金や物に換算してみる資本主義のもとに、民族も国家も企業も個人も皆精神とか魂というものを忘れてしまったような世の中になってきている。物が魂も精神もコントロールしているような状態のように思われます。

アストラルの次元の魂は、さっきも申しましたように、利己的で自己中心的な性質が強いので、物の原理を非常に受けやすいのです。そして物の原理に支配された魂、その魂に動かされた心は、人や自然を私有化し、自分の道具化し、自己の権力、財産の増大だけを望み、自分の欲望に沿わないものは自然も社会も人をも滅ぼそうとするようになる。

以上のように、心や魂には、健康・病気という外に、善と悪という性質があります。

カラーナの魂と形成力

ところが、魂がカラーナの次元、仏教でいうアラヤ識の次元に達すると、そこは智慧とか愛とか創造力、良心が中心となって働いている次元であり、自分の考えたことが他の人にも通じるという広さを持っている世界である。カラーナの精神と普通の人間の心の違うところは、私たちの心は、科学者の例をとってみますと、研究対象とする物理的な現象や、物と科学者の心とは対立をしている。対象についてのメカニズムを調べて明らかにして、或る装置を作ってその通りに或る現象が起きたとしても、その中に科学者の心そのものは全く入っていないわけです。そしていろいろな装置を作っていろいろな現象が起きてきた、しかしその現象を起こす力そのものは科学では作ることができないのです。そこのところをよく考えないといけないと思います。

最近は、優れた科学者の中に、心不在の科学ではだめではないか、心を入れた科学というものはいったいどうあるべきかということについて考える方たちが出てこられました。日本やアメリカ等のいろいろな大学の科学者の中にそういう方たちが出てこられたということは、今「健康」ということを考える時に、スピリチュアルということを考えないと、人間全体の健康というものは考えられないのではないかというふうに、少しずつ資本主義や科学主義の限界を超えて、人間の全体を身・心・魂の全体で見ていこうという動きが出てきたことのように思うのです。

私が思うのは、人間本来の魂――それが自分の身体をつくり、いろいろ活躍している、その魂には病気とかそういうものは本来ないのです。いつでも、智慧と愛と創造性、良心に満ちて動いている。ですから、その魂の次元は、人とか物とかという、科学的な次元の二元論を超えて、先ほど小田先生が鈴木大拙先生の言葉を引用されていましたが、そういう二元論的なものをアウフヘーベンするといいますか、統括できる。物も人の心もそれを包摂して、物にも自然にも人と共通の広場で働きかけることができる。つまり、その魂の考えたことは物にも社会にも他の人にも通じるような普遍的な考え、物や自然や人を生かす智慧と愛に満ちた力である。そういうカラーナの世界あるいはアラヤ識の世界が本当は人間本来の魂で、それによって私たちの身体も心も出来ているように思うのです。

心というのは、そういう魂が物の次元の身体を創り出した、そしてその脳との関連において動いている限りの魂の働きが意識あるいは心であって、脳との関連を止めて動かなくなった時には魂がなくなるかというと、そうではなくて、先ほど話しましたように、魂というのは物理的な時間や空間を超えて動いている。記憶がある。そして現実のものに働きかける能力をもっている。そういうのが魂で、魂がなくては人間というものは成り立たないというふうに思うのです。

カラーナの魂に目覚めよう

そういう魂に目覚める、あるいは良心に目覚める、そうすることによって、自然、あるいは他人、そういうものと調和ができる。そして、たとえば気の次元のエネルギーの状態で身体のバランスが崩れて病気あるいは不健康が身体に起きているならば、そのバランスの崩れているところをバランスがとれるように、たとえば気功とかマッサージ、経絡体操[4]、あるいは経絡治療とか鍼灸治療、そういうオールタナティブなメディカルなトリートメントをすれば、病気にならないですむと思うのです。病気になってからはなかなかもう治らないわけですね。

　ですから、病気にならない、未病の状態で予防するというふうな医学、それから精神的には、魂に目覚める、カラーナの次元に目覚める、それには、自分の仕事を通して少しでも人の役に立つように、社会の役に立つように、人や物に対する思いやりをもって社会のために生きるということが、これからの人間にとって一番大事な生き方だと思うのです。空にしても海にしても、食べる物にしても汚染がだんだん進んで、若い人たちにアレルギーになったり、癌になったり、糖尿病になったり精神異常になったりする人が増えているのは、社会全体が物に偏りすぎて、自分さえよければいい、自分が立派に物質的に豊かな生活ができればいい、自分の身体が健康であればいいという風潮によるのではないか。物は元来壊れるものである。ですからそういう物の原理に従って、壊れる方向に人類は向いているのではなかろうか。

今大事なのは、全ての人、全ての物、自然、社会、そういうものが調和をしていけるような、そういうものと共通の広場をもてる魂に目覚めることであって、それが次の二十一世紀の本当のグローバルな地球人類社会にとって大事な目標であり、魂に目覚めて初めて人間は真の健康を、身体、心、魂の次元で得られるのではないかと思うのです。

これで終わりにしたいと思います。有難うございました。

（了）

［註］

（1）アメリカで十年ほど前に実現をしました

講演者がアメリカ・カリフォルニア州エンシニタス市に創立し、学長を務めているＣＩＨＳ（カリフォルニア州公認大学院大学 California Institute for Human Science）のこと。701 Garden View Court, Encinitas, CA 92024. Phone : 760-634-1771, Fax : 760-634-1772.

ホームページ http : //www. cihs. edu/

日本でのＣＩＨＳの窓口は本山人間科学大学院大学日本センター（ＭＩＨＳ）三鷹市井の頭四―十

一―七、(電) ○四二二―四八―二八五〇、(Fax) ○四二二―四八―二五四八、
ホームページ http://www.iarp.or.jp/mihs

（2）AMI

講演者の考案による「本山式経絡-臓器機能測定装置（Apparatus for Measuring the Meridians and their Corresponding Internal Organs）」の略称。両手足の指尖にある各十四経絡の井穴に電極を付けて弱い電圧をかけ、

(1) 生体の恒常性保持機能の一つである分極が、表皮基底膜の上下で生じる前に流れる電流の値（BP）
(2) 分極が生じた後に流れる電流の値（AP）
(3) 分極を成り立たせるために集まった電気的エネルギーの総量（IQ）
(4) 分極が完了するまでの時間（TC）

の四つの電気的ファクターを測定し、これらを測定器に繋いだコンピュータで解析することによって、

(1) 経絡機能および身体の健康、疾病の状態
(2) (1)に基づいて導かれる鍼灸治療のための治療点
(3) 経絡機能状況に反映される、アストラル体のエネルギー系センター（チャクラ）の機能状況
(4) (1)と(3)の関連から推測される体質―性格

等を診断し、プリントすることができる。

（3）中脘

胸骨体下縁と臍の中央に位置する任脈上のツボで、胃経の募穴（胃の気の集まるところ）にあたる。「霊枢経脈篇」では、気は中脘におこり、十二の正経を巡るとされる。

（4）経絡体操

各経絡、各関節および各チャクラを効果的に刺戟して心身を健康にするために、数百種のアーサナ（ヨーガの姿勢）の中から講演者が選択し組み立てた体操と、新しく考案した体操との組み合わせによる一連の体操（本山式経絡体操法）のこと。IARP本部および各支部において、心身の健康の維持、促進、向上と、瞑想の準備、補助のために実習され、大きな効果をあげている。お問い合わせはIARP（国際宗教・超心理学会）本部：東京都三鷹市井の頭四—十一—七、㈱〇四二二—四八—三五三五、(Fax)〇四二二—四八—三五四八、ホームページ http://www.iarp.or.jp/まで。

パネルディスカッション

人間の健康とは何か

WHO（世界保健機関）憲章の「健康」の定義をめぐって

筑波大学名誉教授、国際医療福祉大学教授
医学博士　小田　晋

WHO名誉事務局長、フランス医学士院会員
国際医療福祉大学国際医療福祉総合研究所所長
医学博士　中嶋　宏

女優　萩生田千津子

IARP会長、CIHS学長
文学博士　本山　博

CIHS理事、玉光神社権宮司
（司会）本山一博

［パネルディスカッション］

人間の健康とは何か

小田　晋　　本山　博
中嶋　宏　　本山一博（司会）
萩生田千津子

司会　司会を務めさせていただく本山（一博）です。よろしくお願いいいたします。

本日は石川（達也）先生[1]が、さき程ご案内ありましたように、体調がすぐれないということでご欠席ですので、ご講演いただいた四人の先生方とパネルディスカッションをさせていただきたいと思っております。

もう一度、各先生のご紹介も兼ねて、先生方のご講演の内容を簡単に紹介申し上げます。私なりに纏めましたので、もし違うようでしたら、その場で先生方にご訂正いただきますようお願い申し上げます。

（小田先生のご講演のまとめ）

皆様から向かって一番右側の小田先生は、筑波大学名誉教授、国際医療福祉大学教授でいらっしゃいます。

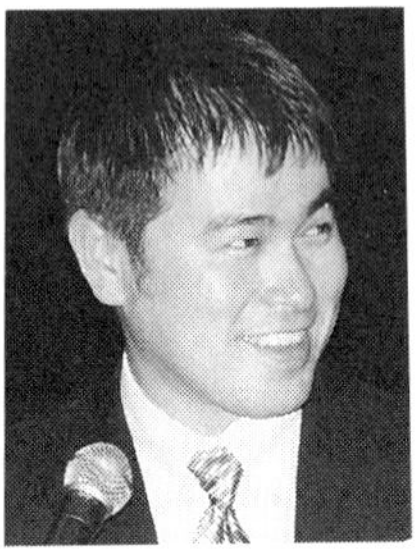

先生は、なぜWHOの健康の定義に「スピリチュアル」という言葉の挿入が求められたのか、そしてそれにどのような意味があるのかという観点からお話しされたと思います。特に精神的健康の定義について、フロイトの「働くことと愛すること」という言葉を紹介された後、具体的に健康な精神の四つの特徴を挙げられました。それらは「精神的な病気にならない」「甚だしい苦悩や不安がない」「社会的規範に適応している」「自己実現――生き甲斐」の四つであり、現代人、特に日本人は初めの三つについてはOKなのではないかというようなことでした。しかし、最後の「自己実現――生き甲斐」については疑問符が付く。現代人の問題はまさにこの「生き甲斐」がないことだという観点からお話しをいただいたように思います。

この「生き甲斐」という問題に対して、フランクルという方の「識られざる神」という言葉を紹介され、現代人は神を見失っている、あるいは見失っている振りをしているると話されました。この「識られざる神」をもう一度知ることが「生き甲斐」ということに非常に関わっているというようなお話しだったと思います。また「識られざる神」をもう一度見つけるということ自体が、そもそも、スピリチュアルなことと非常に関係があるのではないかというお話しだったと思います。

それでは「スピリチュアルとは何か」ということですけれども、ここで小田先生は鈴木大拙先生の「人間は物質と精神から成り立っている。しかしこの二つは絶えず矛盾するものである。この二つを背後から操って統一するのが霊性、スピリチュアルなものである」という定義を紹介されました。そして今新たにＷＨＯの健康の定義に「スピリチュアル」という言葉を挿入するように提案されたということが現代的にはどのような意味があるのかということについて話されました。心身を統一してそれを背後で操っている霊性、スピリチュアルなものが存在することを宣言するということは、要するに「霊性」とか「スピリチュアルなもの」というものが、非科学的なものではなく、実際に存在するものなのだということが宣言されるということであり、そこに意義がある。また、精神と肉体の二元論を止揚することに意義がある。そのようなお話しだったと思います。その後「宗教と医学の再協力の可能性」についてお話しされ、それから、「伝統的なヒーリング、ヒーラーの再評価」ということもお話しされました。

このようなところでよろしゅうございましたか？

小田　有難うございます。

司会

（萩生田先生のご講演のまとめ）

次に萩生田先生のお話しがありました。萩生田先生は女優でいらっしゃいます。萩生田先生は謙遜されて、ご自分のお話しを「おしゃべり」とおっしゃっていましたが、私は先生のお話しを伺っていて、「魂」について論理的な詰めをされたお話しであるという印象を受けました。私がどのように受け取ったかを簡単に申し上げます。まず先生はご自分の子供時代のことから話しを興されました。そのお話しでは、「あの時代は物がなくても心が豊かだった」ということが前提としてあったと思うのですね。

そして「魂」という字について解説されました。どうもこれは「鬼」というのが自分の中にいる。その鬼が魂であり、自分自身である。その鬼はどういうものなのかというと、自分を戒める、人間を戒めるものだというお話しをされたと思うのです。その後に、人間はその鬼を育てなければいけないと話されました。鬼を育てるということはどういうことなのかというところまではお話しにならなかったようでした。私もその先を伺いたかったような気もするのですが。

そして次に、子供のときに「合いの子」あるいは「先生の子」と言っていじめられたことを話されました。いじめられたことをご自分のお母様に訴えますと、「〝合いの子〟だって何だって、人間の子なんだ」というようなお話しをお母様がなさり、その言葉が非常に強くご自分の中に残っていると話されました。要するに「心」というものがあって、そして「鬼」と表現された何か「人間を戒めるもの」が人間の中に宿っていて、「人間の子」ということは皆の中に平等に同じ鬼が宿っているのだというお話しをされたのではないかなと、私なりに思ったのです。

そして高校生の時に、「お前は何をしに学校に来ているのか」と学校の先生に聞かれ、「芝居をしに来ています」と返事をした時のお話しをされました。その先生はその時「よろしい」と言ってくださったということでした。萩生田先生はそのときに、守られること、信じることを学んだとおっしゃいましたけれども、たぶんその「信じる」とか「守る」ということが、魂と非常に関係があるのではないかというお話しだったのかもしれません。

最後に、次のようにお話しされました。自分にできることはまず自分自身が一生懸命明るく生きることであり、そして自分を愛し、自分を信じ、自分に感謝することである。それが、他の人を愛し、信じ、感謝することに繋がるのだ。この先生のお話しを私なりに理解しますと、要するに誰にでも宿っている鬼、自分自身、魂、良心、そういうものが「人間を戒める」ということに関係がある。魂は万人に等しく宿っている。それはどこにあるのかというと、まずは自分の中にあるのだ。そして自分の魂を発見することが他人の魂を発見することにも繋がる。それが、「自分を愛し、他人を愛し、自分を信じ、他人を信じる」という言葉で表現されたのではないかなと思ったのです。

そのように思いますと、実はかなり論理的に詰めをされたお話しだったような印象を受けました。

以上のような纏めでよろしゅうございますか？

萩生田　どうも有難うございます。

司会

(中嶋先生のご講演のまとめ)

次に中嶋先生のお話しをご紹介させていただきます。中嶋先生はWHO名誉事務局長、フランス医学学士院会員、国際医療福祉大学国際医療福祉総合研究所所長でいらっしゃいます。

中嶋先生のお話しは非常に難解だったので、私もあまり理解できなかったものですから、もしも私が申し上げることが間違っているようでしたら、訂正をして下さいませ。

まず、今回、WHOの定義の中に「スピリチュアル」という言葉が入るように提案がなされたことについての世界史的な背景についてお話しされたと思います。それはどういうことかというと、「強い国家が弱い個人を助ける」という公助がもう限界にきている。これからは、「弱い国家と強い個人」という図式にならなければならない。つまり、国が個人を助けるという福祉国家の発想ではもうもたなくなったので、ポスト福祉国家というパラダイムが必要になってきた、というお話しだったと思います。ポスト福祉国家のお話しの中での重要なキーワードとして「強い個人が自立する」、そして「お互いに助け合う」ということがあったと思うのですが、その「助け合う」ということは、「優しい心で助け合う」ということであり、この「優しい心」というものがどうしても必要になってくる。そこにスピリチュアルな定義を求められるような時代背景があったというようなお話しだったと理解したのです。

その後の十九世紀末から二十世紀にかけての精神医学の潮流についてのお話しを簡単に申し上げるのは難しいのですが、大体次のようなお話しだったのではないかと思います。そもそも精神医学は、精神の問題を脳とか生理学的な問題に還元している。それが今の薬漬け医療という実態に繋がっている。そういう生理学的な、あるいは脳と結びついた精神医療とは別のところから、「心の医学」というような潮流が今世紀後半になってから出てきた。その「心の医学」がスピリチュアルな側面と繋がっているという、そのようなお話しだったと思います。

そして中嶋先生は、そのスピリチュアルなものの内容を「気」と「心」に分けて説明されたと思います。それはどういうことかというと、スピリチュアルなものが人間あるいは個人の内なる宇宙と関係するときに「気」という側面をもち、外なる宇宙と関係をもつときに「心」という側面をもつ。そして、良い心を育て、良い気を養うことがスピリチュアル・ヘルスには実際には必要なのだというお話しだったと思うのです。そして、気を養い、心を創ることによって、健康な社会共同体は、共に感じ、共に生き、共に繁栄を分かち合うことができるようになる。要するに「共に」ということとスピリチュアリティを先生は結びつけてお話しになったと思うのです。
最後に結論として、良い優しい心と、良い気をもって、医療を現在のものからホリスティックな医療や代替医療へと発展させるべきであり、さらに身体的、精神的、社会的医療ケア、福祉ケアにスピリチュアルな側面を加えるべきだ、というようなご結論だったと思うのですが、これでよろしいでしょうか?

中嶋　それでよろしゅうございます。また後で必要があれば付け加えさせていただきます。

司会

(本山会長のご講演のまとめ)
最後に本山(IARP)会長のお話しがありました。本山会長は、まず、魂は存在するというところから話されました。そしてその魂は心や身体とは別のものであり、肉体に依存しないものである。身体や心から離れたものである。そのような魂は存在する、という前提でお話しいただいたと思います。

まず、魂が存在する証拠として、前生の話、あるいは心臓を止めるヨギの話、あるいはご自分が被験者に精神的なエネルギーを送った時の被験者の経絡機能の変化の話しなどをされました。また、物の原理と魂の原理という二つの原理についてお話しされました。「健康」の定義につきましては、人間の魂が物と心を統合して、全体を有機的に結びつけている時、統一している時が健康な状態なのだ、そのように「健康」を定義されたのではないかと思います。また、魂を、アストラルの魂とカラーナの魂という二つの次元に分けて、アストラルの魂は魔の状態、悪魔の状態になりえるということを話されました。つまり、魂には健康か病気かというだけでなく、善の状態、悪の状態という二つの状態があり、ここに大きな問題がある、というようなお話しだったかと思います。そんなところでよろしゅうございましょうか。

本山　はい。

司会　各先生方から大体以上のようなお話しを伺ったかと思います。それでは、これからパネルディスカッションを始めたいと思います。

パネルディスカッションを進めていくに当たって司会者の方から提案があります。「心」とか「精神」という言葉は、使う人によって定義の領域が微妙に違っていたり、あるいは逆になったりすることもあります。そこで、多少言葉の混乱が生じてきたなと思いましたら、今日はＷＨＯの定義の改正の話がベースになっておりますので、メンタルとスピリチュアルという言葉をそのまま片仮名で使って、整理をしたいと思います。つまり、これは今メンタルの問題を話しているとか、これはスピリチュアルに関する話しをしているというふうに、メンタルとスピリチュアルという言葉を使って、その時々に確認するような感じで進めていけたらと思います。

最初に、厚生省でスピリチュアルの問題が取り上げられた時の議事録を見ますと、委員の方々の共通認識としては、メンタルというのは脳に依存しているからこれは医療の対象になる、スピリチュアリティというのは物に依存しない、全く肉体に依存しないところにあるので、これを医療の対象とすると問題があるというような発言が多かったようです。そして、そのようなスピリチュアリティは「存在しない」という委員の方と「存在する」という委員の方とに立場が分かれていました。言葉の定義としては、メンタリティは脳、肉体に依存するものであり、スピリチュアリティはそういう肉体的な物質的なものに依存しないでそれから離れた存在である、というものでした。明らかに本山会長はそういうお立場でありまして、たぶん小田先生もそういうお立場なのではないかなと思ったのですが、それは違うのでしょうか。

小田　私は全く無関係だと言っているわけではないのです。フランクルが言っているような「精神的なもの」というのは「スピリチュアル」な方の問題だと思うのですが、しかしそれは、精神的なものといわゆる心理的なもの、身体的なものというのは全く無関係ではなくて、お互いに投影し合うような関係はあるだろうと、彼も言っているし、私もそう思います。要するに下部構造が上部構造を一方的に、つまり身体的なものが一番基本であって、これが上のものを支配して一方的に決定しているというふうには思いませんし、精神的なものが一方的に身体的なものまで規定しているとは思いません。影響を与え合っているだろう、と思います。影響がないものではない、と思っているのです。

司会　その場合、たとえば、死んだ後もスピリチュアルなものは残るという、そういうお立場なのですか。

小田　そのことについては私は中立です。私は孔子の「われ未だ生を知らず。いずくんぞ死を知らんや」（『論語』）という立場です。そのことはこの議論には直接関係はないと思います。

司会　わかりました。その辺、萩生田先生はどうでしょう?

萩生田　学問的な話しになるとたいへん難しくてよくはわからないのですけれども、たとえば人間が、――「私が」と言っていいと思うのですが、生まれる前どこにいたのだろうといつも思うのですね。どこから来たのだろう、私は？　お父さんとお母さんの、精子と卵子が「私」という存在になって、それじゃその精子と卵子はいったいどこから来たの？　埼玉のキャベツだったり、米沢牛だったり、いろいろなエキスが精子と卵子になって「私」が生まれた。つまり、私は米沢牛であったり埼玉のキャベツであったりということが言えるわけで、いろいろなエキスを貰って「私」という人間がここに存在している。

ということは、今よく言う遺伝子という意味においても、人間としての「性質」というものは生まれた時にはすでに身体に組み込まれているものだと思うのですね。そして、その上に「性格」というものがその後にいろんなものとからんで出来上がるということなのだと思うのです。

そうすると「私」という人間はいろいろな食べ物のエキスでまず出来て、そして、いろいろな人の考えとか喜びとか感情とかを貰って「私」という人間の性格というものが出来てきているのだなと思うと、私個人のものというのは何もないような気がする時があるわけです。

そうすると、じゃ、私はいったい何者なのだろうか。いったいどこから来たのだろうか。じゃ、死んだら「私」というものをコントロールしている魂なるものはどこへ行くのだろうか。仏教用語でいうと輪廻転生、そういう形でまた生まれ変わってくるのだろうかとか、そこらへんは私の中でいつも繰り返し、繰り返し考えているものなのですけれども。

司会 そうすると、(肉体から離れたスピリチュアルなものが存在するかどうかは)不明というお立場ですか？

萩生田 そうですね。私は「あると信じたい」と思っているだけなのですが。

司会 わかりました。中嶋先生はいかがでしょう。スピリチュアリティは肉体とかに依存しない存在である、というふうにお考えなのでしょうか。

中嶋　スピリチュアリティの問題が出てきた時の背景にはいろいろございますけれども、社会的な安寧、あるいは肉体的な安寧（ウェルビーング）、それから「精神的な」と言う場合には、一つの状態であり、或る状態を考えてつくったわけですね。スピリチュアリティというものは、ＷＨＯ憲章改正のための原案をよくご覧になればわかると思うのですが、これは実は私がアメンドメントしたわけですが、スピリチュアルなダイナミックなダイメンション、動的な側面というものを入れたわけです。

どういうわけかというと、スピリチュアリティというものは人間が受胎してから死ぬまで常に毎日持っているもので、病気とか精神的な疾患とか精神的な問題というのは、或る時期に発現して、或る時期になくなるというようなことで、一つのイベント（event）ですけれども、スピリチュアリティというものが要求されてきたのは、私たちが提唱しました「生涯にわたる総合的な保健増進運動」ということの中で生まれてきたわけです。

私は、スピリチュアリティというものを、先ほども申しましたが、特に東洋的な、道教的な考え――私が影響を受けたのは実存主義と、道教のような、いわゆる個人が生存している間の、本山先生はその後の言葉でおっしゃったことですが、個人が生きている間にいかにして安寧というか、繁栄というか、それを私はwell-being「共に感じ、共に生き、そして共に繁栄する」というふうに纏めたわけですが、その支えとしてのスピリチュアリティであって、個人の身体の健康というものも受胎してから死ぬまで常に存在しているわけです。ですから、健康というのは良い・悪いというものでは必ずしも言えないわけで、いろいろのダイナミックな側面をもっているわけです。

そういうことで、現況としては「それをもう一度考える」ということでスピリチュアリティを入れたわけです。ただ私は、その時の議論には出ませんでしたが、スピリチュアリティということを、一部の方は心霊とか霊とか魂とかそういうふうにお考えになっている。いわゆる脳とか、社会ということは経済ですから、貧富の差であるとか、そういうようなものではなくて、全ての人が自分でもっているのがスピリチュアリティであって、個人の生存のためのスピリチュアリティでありますから、それをつくるのには「気」という概念を取り入れて、——今日実演された、本山先生のつくられた経絡体操を見ますと、あの中には実は道教の中の呼吸のやり方も入っていますし、広い意味での健康、各個人がいかにして健康を保ち、障害がない長寿を終えて、そして幸いにして安寧に死んでいくというようなことを目指して「スピリチュアル」と私は定義付けたわけなのですが、おわかりでしょうか？

司会　非常に難しかったのですけれども、ダイナミックという言葉は「連続性」とかそういうような意味を含んでいるのですね。それでは、個人が受胎してから死ぬまでの間、個人が人間らしく生きる、その人間たる所以そのものの根拠がスピリチュアリティにある、ということなのでしょうか。

中嶋　ですから、個人としては、人間は――動物でもそうですが――個人としては生きられないわけですね。必ず幾人かの集落なり共同体が出来る。その共同体が出来た場合に、一番先に出来るのが、あるいは宗教であり、あるいはシャーマンとかそういうもので、いわゆる共同体が出来ると、助け合いで一緒に畑を耕して一緒に食料をとるとか水を運ぶとか、そういう非常に原始的なものですね。

しかしその次に出てくるのはいわゆる宗教がほとんどですが、律、法律ですね、その社会共同体の。ただそこで、現在までは、たとえばほとんどの豊かな国では、福祉国家では、国が憲法に定められたような健康、社会福祉、社会保障、公衆衛生を、国が責任をもつということが定められているわけです。それがご存知のように、現在の経済的な問題であるとか、将来の少子高齢化というようなことが世界中で進んできますと、国が全て個人個人の健康、社会福祉、そういうものをもてないような状態になってきている。ですから、先ほどご指摘になりましたような「弱い国家」、そうなればやはり、個人が強くならなければ国家として存在が出来るかどうかというような危機感もあるわけです。そのためには、今度は「弱い国家」になりそうなので、「強い個人」が出来るということです。そういうことはもうずいぶんあちこちで言われてきているわけです。

その「強い個人」というものは、身体だけが健康であるとか、頭だけが正常であるとか、社会的に一応皆さんが満足できるような給料を貰って家庭生活をやっているというだけではなくて、やはりそこに先ほど申しましたような「スピリチュアリティ」というような概念を入れないと、社会保障がこれからだんだんと変わって崩れてくる状態において、「強い個人」「良い共同体」をつくるためにはやはり「スピリチュアリティ」が必要だと思うのです。そして「良い共同体」が出来れば、その共同体は非常に「健康な共同体」になるというのが私の考えです。

司会　そうすると、中嶋先生のおっしゃるスピリチュアリティは、個人の奥底にあるというだけではなくて、かなり社会的な概念であるわけですね。

中嶋　もちろん、そうですね。

司会　わかりました。今、「魂」という言葉、あるいは「スピリチュアリティ」という言葉一つとっても、いろいろな立場がおありだったのじゃないかなと思いますが、本山会長はどのようなコメントがおありでしょうか。

本山　「魂」を知らないで「魂」についていろいろ……。

今中嶋先生は、「強い個人」、それは個人性、つまり非常に個人的な性質と、それと同時に、それが社会的ないろいろな良心とか善とかというものを支えられる、そして身体的な健康、心の健康、社会の健康をつくる、そういうふうなものを「スピリチュアリティ」というふうに言われるわけですが、では、どうしてそういうものが人間に出来るかということが次の問題になると思うのです。

中嶋先生の言われる「スピリチュアリティ」、それは確かに私が宗教体験で得た魂の確かな性格なのです。先生は「魂」ということをなるべく言わないで「スピリチュアリティ」の性格をいろいろ言われるけれども、確かに現象としてみると、魂に目覚めた人は、仏陀にしてもキリストにしてもマホメットにしても、それぞれ個人としての癖はあるけれども、今言われたような、個人と社会、それから社会を成り立たせるルール、宗教、あるいは医学、そういうものを全て成り立たせるようなパワーを持っていた。それを「スピリチュアリティ」と呼んでもいいのだけれども、そういうものが出てきた根拠は何かという議論が次に出てこないと、なんでそういうことが「強い個人」になったらできるかという理由がわからない。

中嶋　理由は一応私なりにご説明をしたわけですが、要するに「福祉」という言葉は今世紀の初めからもう導入されているわけですけれども、「福祉」という概念がどんどん変わってきている。今はもう「福祉」と言えばネコもシャクシも、そして「福祉大学」というのが続々と出てきているわけで（笑）、私も小田先生もその大学の研究所の先生でやっているわけですが（笑）……。

私は、つい最近、「福祉というのはどういうふうに定義できるのですか」と聞いたのです、健康の定義の前に。日本国憲法の中での「福祉の定義」と、広辞林などでの「福祉の定義」というのがかなり違っているのですね。日本国憲法における福祉というのは、これは占領軍が作ったということもいわれておりますが、まだその中でも非常に曖昧なのですが、「国家の責任」ということを言っているわけです。ただ、現在の医療費であるとか介護保険とかそういうものも含めて、本当に二十一世紀は全部国家にその責任を、国民の健康を保護するだけの機能が続けられるかどうかということは、まさに需要も大きくなりますし、いろいろ社会的な概念も変わってきますから、そういうことで国家というものがいったいどう変わっていくか。

もう一つは、たとえば地球上にない国だって出来てくるわけですね。地球そのもののグローバリゼーション、WHOなんかでも、そういうものが二十一世紀の地球人類の世界だとすれば、それには各個人、あるいはその小さい集団が持った一つの文化、その文化の中におけるスピリチュアリティというものが非常に大きな立場を占めてきている。

ですから、私が「スピリチュアリティ」の中の一つに「共に感じる」ということを言っているのは、皆一緒に同じようなことを健康について感じましょう、語り合いましょう、そういうようなことも含めてのスピリチュアリティなのです。ちょっと難しいのですけれども。

私はWHOという公式の立場で、社会的なダイメンションで全てのことを、健康についても、健康というのは単なる個人の健康だけではなくて、社会の健康、そして健康も今までのような消費だけではなく、二十一世紀はやはり投資の時代になってこなければいけない。それも、自分で健康を投資する。自分で健康を投資する場合に、スピリチュアリティということはインベストメントの非常に大きな場面だというふうなロジックからやっているわけです。こういうことを言いませんと、精神の病気とか、もちろん私は魂とかそういうことは、今日も本山先生のお話しを聞いて非常な感銘を受けましたし、また、WHOで癌発生の理論について今いろいろやっている中にも、ある意味で非常に本山先生がおっしゃったのと似たようなことが現象として起きているわけです。

だいぶ話しが長くなって失礼ですが、そういうこともございますので、そういう意味で私は「スピリチュアリティ」と仮の名前を付けて、ただ、私は東洋の生まれですから、東洋人というのは皆東洋的な「良い心」をもっている。しかし、東洋人の「良い心」というのはやはり「気」ですね。本山先生も「気」の研究をなさいましたけれども、元気だけではなくて、「気を養わなければいけない」ということを私は言ったわけです。

司会　有難うございました。さて、「スピリチュアリティ」という言葉そのものについて、中嶋先生と本山会長との間に共通点も違う点もあるかと思いますが。中嶋先生と同じ大学にお勤めなさっていて、そして本山会長とのお付き合いも長い小田先生、いかがでしょう。

小田　今の中嶋先生のお話しを聞いて、ああ、そうか、と。この側面を実は私はあまり気がついていなかったのです。つまり健康の定義に、「スピリチュアリティ」（霊性）を入れるということについて、ああ、そうか、健康経済学的な意味もあるのかという、そういうことに私は気がついていなかった。おっしゃったから、気がついたわけです。その側面と、もう一つは心身医学の発達ということ、それからもう一つは、初めは全く西欧列強を中心にして作られたＷＨＯが、非常に多くの発展途上国の代表を加えてグローバルなものになっていったということ、この三つが「霊性」の提案に関係があったのだということが、今壇上でお話しを聞いていてわかってきた。どうして中嶋先生がここで「気」ということ――それは本山先生もおっしゃいましたが——を持ち出されたかということもわかってきました。

これはどういうことかといいますと、今までのＷＨＯのお仕事、ＷＨＯの仕事ばかりではなくて、現在お仕事をなさっている大学の名前であるところの「国際医療福祉」ということは、実は西欧近代医学や西欧近代的な経済学に従って、技術や資材や資金を先進国から発展途上国に移転することだったのです。それから、同じ国の中でも、それは政府を通じてそういうものを移転していって、移転していく間に知識を与え、技術を与え、協力していく。しかも西欧近代的なものから前近代的なものに対して与えていくことだったのです。ところが、これが与える袋がなくなってしまって、それだけでは健康を守ることができないということがわかってきたという、そういう経済的な側面に私は気付かなかったけれども、一つはそうなのです。「強い個人」と「弱い国家」ということが、この日本においてさえ実現しているとは必ずしも思いませんが、そういう側面があることは確かです。そこで考えつかれたことというのがあるわけですね。

これは技術的には心身医学の発達、精神身体医学の発達というのが、実は身体と心は密接に関係しているばかりではなくて、心療内科のもっている技術というのは実はそんなに西欧独自のものではなくて、その側面では、たとえば池見酉次郎先生が日本に心療内科を輸入される時に、東洋的な禅とかヨーガとかそういうものについて思い至らざるをえなくて、池見酉次郎先生自身、これは九大の心療内科で（日本で心療内科は初めてですが）東洋への回帰をなさなければならなかった。その場合に、東洋への回帰というのはどういうことかというと、ちょっと長くなりますが、今のお二方のお話しを皆さんにわかっていただくためにちょっと話しをしているのです。

実は中嶋先生がちょっと「ヒポクラテスが」とおっしゃったでしょう。あの頃はインドの医学、中国医学、ギリシャの医学というのが、――たぶんその根っこになるギリシャの文化とインドの医学というのは、元々、原始アーリア語族というものがあったから、一つだったというところがあるのですね、人間についての考え方が。ギリシャ語では「プノイマ」という言葉があります。肺炎の場合、私たち医師は英語で「ニューモニア」、ドイツ語で「プノイモニー（pneumonia）」というのですが、肺の中に入っているのは呼吸でしょ。息ですね。これが不具合になっちゃうから肺炎というのですが、その基になる、吐く息、吸う息、この中に生命があるというふうにギリシャ人も考えたし、ヒポクラテスも考えていた、プノイマです。それをインド語では、サンスクリットでもプラーナというのです。そしてそれがヒマラヤ山脈を越えて中国に行けば、これは「気」というものになる。その中に生命があり、魂があり、力がある、そう考えていたのです。

そして、そういう抽象的な哲学的な考えは西洋の医学の中では途中で消えてしまいます。それが独自の発達を遂げたのはインドのアーユルヴェーダという医学と中国の医学です。中国のは単なる医学ではないのです。漢方医学の中ではなくて、中国の文明全体です。今中嶋先生がタオイズム（道教）ということをおっしゃったのは、中国の文化全体はそういうものを含んでいたからです。

そして今日の段階では、おもしろいことに、技術的にみても、――十年ぐらい前に筑波大学で「科学と精神世界」というテーマの会を、日本とフランスとイランの医学者や哲学者が参加し、フランスの放送局と筑波大学が共催したのですね。精神世界の問題です。我々東洋が提供すべき精神世界の問題として、「気」のもっている力、

――その時、気功の先生や日本人の新体道の先生などが「気」のもっている力を証言するというエキジビションをしましたが、その「気」というものをどのように健康に生かしていくかという技術を持ち伝えているのはむしろ東洋なのです。インドと中国の文化なのです。そしてそれを、今まで一方的に技術の移転だったものが、東洋の智恵も生かせる。これはいろいろな側面においてそうですし、WHOなんかでもアジア出身の委員が多くなりますので、東洋の智恵というものも生かせるし、そしてそれは実は東洋と西洋の対立じゃないのです。ヒポクラテスの考えの中にもそれは少しありますし、先ほど言った霊性、スピリチュアリティの考えは、特に有神論的実存主義といっておりまして、ガブリエル・マルセルとかそういう人たちの考え方の中にもありますので、ああ、そうか、こういうものが大事なんだなと。

健康というのは、ただ健康診断してみたら病気でなかったということとは、関係はありますが、――つまり健康感がある、バイタリティがある。そしてそれも、萩生田先生がおっしゃったように、そういう健康感やバイタリティというのは自分の中だけのものじゃないのです。健康感やバイタリティというものが生かされるためには、その健康感やバイタリティが何に向けられているかということがなければいけないでしょう。「ために」ということがなければいけない。この「ために」ということになりますと、そこに他者の存在ということが出てきます。そして、袋の中に入って、その袋が他人と関係がないというのが個人である、これはヨーロッパの考え方の中でも、ライプニッツが「窓なき単子」と呼んだような、そういうものでないならば、「気」というような存在は、人と人との間に存在するのです。だって、日本語で「気が合う」という言葉があるじゃありませんか。「そういう気がする」、それも境界のないもので、「人間と人間の出会いは気と気の出会いで、気というものは人と人との間に漂うものだ」という、こういう分析をしたのはドイツ学派の精神病理学者で木村敏という人なのですが、そういうものがある。私たちはついそういう言葉を使ってしまいますが、学問じゃありません。人間とはそうだ、というのです。

つまり、そういうアジアのもっていた智恵、ヨーロッパも昔はもっていたが今は失われた智恵、そういうものをもう一度みつけだそうじゃないかということは、具体的に言えばこういうことなのです。実に様々な方法を今中嶋先生はスライドで示されたけれども、自分たちが自分たちの中にもっている「気を養う」、それでも様々な活動がある。確かに芸能活動などは最もいいものでありまして、歌や踊りや、語りですね。太鼓でも何でもそうです。たとえば「わらび座」のお芝居でも、「おんでこ座」の太鼓でも、皆、気を養うものであるのです。もちろん、その最高の形態が優れた形の宗教であることは間違いがない。私は「識られざる神」のことを話しましたが、フランクルがそう言っているので、フランクルはカトリックですからそう申しましたが、別に私は宗教に限定していません。人間の人生に目的性を与えるもの、そういうものについて、それじゃ昔の「救いの精神」でもいいじゃないか、とくに言わなくても、と言うのですけれども、実はずっと長い間、今も、精神医学や精神身体医学などいろいろな医学そのものが、人間の心というものを、個人的なもの、個人の生活史だけ見て決定されたもの、そういうものと考えすぎていた。

もう一つ、社会的なものというのは、それこそ社会的なシステムによって与えられているものとして考えられすぎてきた。今確かに、「個人は自立すべきだ。自立、自立、これが世界的なスタンダードだ。いつまでも社会保障ではやっていけないのだから、個人は自立すべきだ」というようなことを言って、それこそ弱者は突き放されてしまいますが、そうじゃないのです。要するにどんな社会保障制度でも、個人がどんどん病気になって死んでいってくれれば構わないが、「病気になったら個人が死ね」と言えなくなった社会だからこそ、個人にもう少し強くなってもらわなきゃいけない。病気にならないようにしてもらわなきゃいけない。そのために公衆衛生活動でワクチンをやったり、エイズ予防活動で個人の健康教育をすればそれですむものじゃない。早い話しが、「エイズを防ぐためだ、セックスをするな」というわけにはいかないし、健全なセックスをする、ということを考えていかなければいけません。個人が自分の生活の中で楽しみを見出していかなければ長生きしたってしようがない。本当のところ私はそう思っているのです。私などは早く死んだ方がいいんです（笑）。

萩生田　そんなことはありません。

小田　いや、世間はそう言っておりまして（笑）、少なくとも私が死んだら喜ぶやつは人口の一割ぐらい、「何とか新聞」の読者は喜ぶでしょう（笑）。

ただ、そういうことではなくて、やはり人間が充実して生きるためには、今までの心理や今までの肉体ではない、別の次元が要るのです。そのために皆が納得できるものとして、霊性、スピリチュアルというものがあって、スピリチュアルな要素はかなり様々でも構わないのです。そういうことを言うとちょっと長いのですが、そういうものを養っていくということが健康に繋がるのだということが背景にあったと思います。

司会　有難うございました。

だんだん話しが難しくなってきましたので、ここでちょっと皆さん個人の身の周りの出来事に関わる話題に振ってみたいのですけれども。今お話しされた小田先生が、異常なもの、あるいは病理的なものを調べることによって、正常なもの、あるいはそういうものの本質が見えてくるというお話しをよくされるのです。

それを私なりに理解してこの話題にあてはめてみますと、健康というものに霊的なものを取り入れたばかりに、非常に病理的な、あるいは反社会的な、あるいは変てこなものになったりする場合もかなりあるのですね。それらは変てこなヒーリングだったり、全ての病気が治るという怪しげな健康食品であったり、あるいは、既にもう死んでいる人を「生きている」と主張するというようなことだったりするのです。単なる変てこなものから、かなり迷惑なもの、ほとんどカルトというようなものまであると思うのですが、そういうものと、この健康の定義にスピリチュアリティを加えるということとの関連、つまり病理的なものと正常なものとの違いというのはどうなのでしょう?

実は萩生田先生にお話しを伺いたいと思ったのですが。

萩生田　私もずっと先生方のお話しを伺っていて、同じ健康の話しをしていかなければいけないというところでちょっと自分の気持ちがつまずいたのですが。たとえば私は肩から下は全く感覚がないわけです、熱湯をかけられても、氷水を浴びせられても、肩から下は全くわかりません。先日たまたま左腕の内側を火傷したのですが、こんな大きな火傷がわからないわけです。そうすると、感覚という意味では私はどこで生きているかというと、顔から上になるわけですね。

それでは、「私」という人間の健康というのはどう考えればよいのか。本来は、痛いとか痒いとか、気持ちがいいとか、冷たい、熱いとかを感じて身体の中にいろんな積み重ねが生まれてくる、それがないわけです、私の場合。そうすると、私は、どこで、何を大事にしていくかというと、心の健康、つまり精神性ですね、その時々の。たとえば感覚がないために夫とセックスというものがなくても、より精神的なつながりというものが強くなってくる。けがをして十八年になるのですが、なんの不都合もないのですね、セックスレスであっても。

ということは、私の健康はこれで維持されている。つまり先ほど来の、気が合う、その気になる、気分がいい、気持ちが悪い、元気が出るとか、身体には「気」というものがあって、その「気持ち」というものが私の身体と周りを全部つないでいっているという、やはりキーワードは「気」だと思うのです、私も。

私はたまたま、気功の先生で中医学の先生に、先ほど本山先生のお話しの、遠隔療法というのをずっとやっていただいておりまして十数年になるのですが、その前までは、腎臓を悪くしたりかなり病気をしておりました。ところが遠隔療法で、私の人体の形をしたものにハリをして、その上から私の身体を遠くからみて、どこが悪い、ここが悪い、ここが悪いからこういう薬を、という形で健康を維持してきている。ですから、私は「気」というものをものすごく信じているわけです。

そうすると、肩から上で生きるとしたら、気、それから魂、精神性、全て私には今大事なご馳走なのです、人生のうえで。

司会　すると、それは要するに肉体だけ、感覚という面からだけみると首から上だけですが、精神、気というものを捉えて、人間を全体的に捉えると実は何の不自由もない、要するに人間の本質に繋がっているのじゃないかというふうなお話しと理解してよろしいですか？

萩生田　そうですね。

中嶋　それは我々の方の定義でも、私は右目を六歳の時に怪我をして、ほとんど見えないわけです。今七十二歳ですから、ずーっと片目で、今でも自動車を外国では運転します、日本ではしませんけれども。また、コンピュータ病じゃないですけれども、毎日毎日コンピュータのスクリーンを見たりしておりますけれども、お医者さんは、そういう障害は完全なる健康じゃない、と医学的には言いますよね。しかし、まさに私が新しくこれから導入しようとしている「スピリチュアリティ」という概念は、片目が見えなくても、車椅子でも、皆健康なのです。

ただ、健康であるためには、おっしゃったような、気を養い、——だからこの頃は遠隔医療というのがあったり、あるいはサイバー医療といって、医者が信用できないからコンピュータと話しをすればいいというようなこともありますが、結構それでもいい生活を保っていけるわけですね。

ですから、今萩生田さんのおっしゃったことはまさに真理であり、もし「スピリチュアリティ」ということを健康の定義の中に導入するのであったならば、身体が医学的にみて完全でなくても、健康である、と。問題は、医学的な分類からは健康でないけれども、「人間全体として健康である」という定義を、健康の定義の中に「スピリチュアリティ」として入れるというのも、そのことを提案した方たちと話し合った時に、そういう話題が出てきます。ですから、まさにこれこそ、これからの二十一世紀のヒューマニスティックな医療であり、福祉であり、健康であり、トータルな医療だというようなことで言っておるわけです。

司会　今までお話しを伺っていて、本山会長にコメントを伺いたいのですが。たぶん本山会長の魂のお話しは、超越的であると同時に、なおかつ、普通の人にとっては馴染みやすい魂の定義だと思うのですけれども。今までの皆さんのお話し、どのようにコメントされるでしょうか。

本山　人間が生きているということは、それは病気であったって、不健康であったって、あるいは手足が動かなくても、――私も海軍に入る前に耳の手術をして、左の耳は全然聞こえないから、今小田先生の話されていることはさっぱり聞こえないんですね（笑）。でも、自分で思うのは、戦争ではいつでも死ぬか生きるかという場面にいますよね。そういう時には生とか死とかということはあまり考える暇がない。そういう状態の時に、たとえば爆弾が傍に落ちたんだけれども助かった！という時に、やはり何か大きな力があって「助けられた！」というふうな、非常に強い感動があるわけですね。ですから、萩生田先生が今言われたように、そういう強い何かが出てくる。

しかしその時に、同時に、人間というのは本当に弱いものだという感じが起きるのではないか。そういうものが感じられると、「何か大きなものに生かされている」というふうな感じが起きると思うのだけれども。そこから、宗教が始まるか始まらないか、――要するに「何かに生かされている」というふうに感じた時、そこから宗教が始まる。それが感じられない時には、強い立派な個人、人間で終わると思うのですけれどもね。

ただ、去年のこの会の時に、筑波大学の名誉教授でいらっしゃる村上和雄先生という方が、高血圧がなぜ起きるのかということをＤＮＡの次元でいろいろ調べたことについて話されました。人間というのはそれぞれの人が、僅か四種の塩基が螺旋状に連なってできた、その人独自の遺伝子をもっていて、このＤＮＡによって、その人独自の蛋白質が作られる。そのＤＮＡがＲＮＡというコピーを作り、そのＲＮＡの働きで四つの塩基が正しく並べられて、新しい蛋白質が出来る。その組み合わせをする時に、ＲＮＡが間違えていろいろした時には、それを正しく直す働きがあることがわかった。しかし物にはそういうふうな智恵とかコントロールする力とか創造力があるというふうにはとても思えない、何かここに「偉大なもの」の力がある、というふうに村上先生は言われるわけです。

　何かを一生懸命にやった時に、そこに非常に秩序整然としている大きな何かに打たれるというか、人間が一生懸命に或る事をしてそこで何かが起きた時に、そこに何か人間以上のものを感じるか感じないか、そこが宗教に入るか入らないかの決め手になる。あるいは「魂は何か」ということを問題にできるようになる、その瞬間だと思うのですが、その瞬間が、なかなか、今のように人間が物に恵まれている時には感じられない。ともかく食べ放題、衣食住も満ち足りているような今の世の中では、死に直面するというようなことがあまり起きないように思うのですね。それでついついそれを見過ごしてしまうのが今の時代ではないかなと思うのです。

私は自分なりに、死に直面することが何回かあって、「ああ、〝大きな何か〟に守られている」ということを実感してきました。たとえば百メートルぐらいの断崖絶壁の山腹を削って作られた細い道を二、三百メートル這っていって、洞穴に祀られている観音様の所へお詣りをする。五、六歳の子供の時ですから、下を見たらそれこそ眼がくらんで動けないんですね。でも、そういう時に、一生懸命にやった後で、ほっと救われたような感じがする時に、何か大きな力をいつも感じたのですが、それが自分にとっては幸いだったような気がするのです。

ところが今の人たちは、そういうチャンスがほとんどなくてもともかく生きていける。萩生田さんがさっき話されたように、小さい時は、チョコレートを貰っただけで希望と喜びに満ちていたけれども、今は一杯物が食べられるようになったし、衣食住が足りたのに希望や喜びが消えてしまって何か足りない。萩生田さんは、それはなぜだろうか？　というので、だんだん鬼とか魂のことに目が覚めてこられたのだと思うのです。やはり人間がそういうチャンスに恵まれるかどうかということですが、今の世の中は恵まれにくいですね。

中嶋　私は自分の経験からしますと、先ほど言ったように、七歳の時に目を患いまして、それから俗に言う結核の非常に重いものを子供の時にやりました。そしてWHOの本部の事務局長になった直後、第一回の総会の後に胃癌がわかりまして、胃の全摘を今から十数年前にやっております。胃癌で全摘をやった時に、先生と同じような感じを受けたのですね。ストレスとかそういうことだったのでしょう。その後、すぐに私はアフガンの避難民を見に行った。手術したのが七月で、九月にはもう飛行機に乗ってアフガンまで飛んで行きました。ですから、私は身体の傷はたくさん受けているのです。

先ほど先生がおっしゃったような、或るスピリチュアリティによって病気が発生するということなのですけれども、これはWHOの日本のグループが研究して（山崎先生という方が今度日本に帰られますが）、発癌の一つの原因は、人間は生まれた時から正常な細胞と癌細胞がくっついている、共生している。或る時、なんらかの状態で癌細胞が正常細胞と離れると、自立して、癌がどんどん増えていく。ただ、どうして癌細胞が正常細胞と離れるかというメカニズムがまだわかっていない。これは恐らく本山先生の考えていられるような、ストレスとか心の問題などでも発癌性が証明できるのではないかということを、今研究者はやっているわけです。

発癌性といっても、DNAが狂ったとか、あるいはテルモラーゼという老化現象の問題なんかもありますけれども、それだけではなくて、たとえば同じB型肝炎、C型肝炎にかかっても、肝臓癌になる人と、肝臓癌にならないで慢性でだんだん肝硬変症で死んでいくような人と、今のところはDNAやなにかを使ってもわからないのですね。これは、たとえば女性ならばパピロマウィルスという疾患になって、それが子宮頸癌になるのですけれども、それがならない人となる人がある。

本山　その点については、経絡の問題で、私が作った機械(AMI)で測れるのは、結合織の多水層の中を流れる体液中の電流ですが、その体液の組成は、結合織のコラーゲンネットワークの中にヒアルロン酸とかムコ多糖類、アミノ酸その他、あるいは無機物のナトリウムとかカリウム、そういうのが体液の中に含まれていて一定の電圧勾配をつくっている。元気な人の場合は、結合織の体液中の直流電圧的なポテンシャルが三〇〇ミリボルトとかその近辺にあるのです。それが必ず一定の方向に流れているのですが、年が寄ってくるとか、ストレスがかかるとか、あるいは精神状態が変わると、それが壊れてくるのです。ポテンシャルが逆になる。そういうふうになると、たとえばC型肝炎になったり癌になったり、そういう結果がいろいろ出ているのですね。

それが精神的なものと非常につながりが深いというのは、さっきお話ししたように、いろいろ実験して、或る力を送ったらそこの流れが増えたり減ったりするわけです。ですから、そういう観点からも癌の発生は考えられると思う。その場合、たとえば身体というのは一つの電気なら電気が刺戟になって与えられると、それを打ち消すような反対の力が、細胞の基底膜のところに出来るのです。その細胞の基底膜のところに出来るそういう逆の分極のようなもの、つまり刺戟を打ち消す力が、病気になっている人、たとえばリュウマチとか肝臓癌になりやすいようなタイプの人では、非常に少ないのです。その打ち消す力を、電気量の総量というのでＩＱと呼んでいるのですが、それが、たとえばＣ型肝炎あるいはそういうものが起きる諸条件が揃っても、肝臓の経の免疫系というか、そういうＩＱが大きい時には、ならないのです。それが少ない人はなってしまう。

ですから、同じ外からのいろいろなウイルスが入ったり何かが入っても、それで病気になるかならないかというのは、神経的な支配を結合織の中の体液の流れは受けていないわけですが、しかし、そういう所の状態が、身体を守る上で重要な働きをしている。結合織多水層の中の体液の流れ（気の流れ）のもっている免疫系ですね、そういうものが強いか弱いかによって、癌になったりならなかったりするのです。ですから、或る程度そういうもので説明ができると思うのです。そしてその気のエネルギーとさっき言った遠隔治療とは非常に結びつきが強いのです。

中嶋　私もそう思いまして、実は私の家は祖父までは漢方医で、私はＷＨＯで一つ大きな仕事をしたのは、経絡と経穴の標準化をやったわけです。

本山　それはたいへんにいい仕事をなさいましたね。

中嶋　それで世界中の人にその話しができて、この次に私がやろうとしたのは、医学ではいわゆるヒポクラテスが「医学の始祖」と言われますが、結局ヒポクラテスの医学が今まで伝わらなかったのは、ヴェサリウス（Vesalius）が血管というものをみつけて、ある意味で血管が医学の一つの中心だったわけですね。それにクロード・ベルナール（一八一三—一八七八）が内分泌系というものをみつけたわけです。私は身体の第三の経は経絡だということで、実は北京の中医研究所の人びととこの間も話しをしてきました。もちろん経絡は、人間の身体の表層では書けるのですけれども、内層ではどうなっているか。それから、経絡というのは、ご存知のように、固定的なものじゃないですね。毎日毎日経絡の流れが変わるというようなことはわかるわけです。ですから、それがいわゆる漢方医学でいう「症が変わる」ということと関係してきているので、もし本山先生のご研究でこの経絡が医学的に証明されれば……。

本山　私の『東洋医学 気の流れの測定・診断と治療』その他を読んで下さい（笑）。科学的に証明されているのです。それで、今、上海の復旦大学とかハーバードとかプリンストンで追試をして、だいたい同じような結果になっているようです。

中嶋　はい、上海では経絡と電気脈取り器というものを作ってやっているようですけれども。

本山　ただ、脈はその時の状態を示しますよね。しかし、経絡の、私どもが測るＢＰの値というのは、今までは電気生理学的には皮膚の表面だけしか電気が流れないと考えられていたのですが、実際は、パルスをかけると、一番最初はナノセカンドぐらいの速い速度で真皮の中を流れるのです。真皮という結合織の中の電気の流れだけが経絡と同じく、陰陽関係とか、上に流れる・下に流れるとか、三陰三陽関係とかというのをちゃんと示すのです。

最近東京医科大で行なわれた研究では、たとえば肝臓が病気になったとする。脂肪肝とか急性肝炎とか肝不全、癌というふうになってきますと、経絡の中を流れる、真皮の中を流れるBP値が極端に、初めはうんと増えるのですが、ずーっと減ってくるのです。それにつれて免疫系のパラメータであるIQもどんどん減る。そういう状態になるともう治らない。上海の復旦大学ではアイソトープとMRIを使っていろいろ調べたところ、ちゃんと経絡に沿ったツボの上にカルシウムが集まるらしいのですが、それが私がみつけた結合織の中なのです。

結合織といえば身体中いっぱいあるわけです。ですから、経絡を十四経絡というふうに考えるのは間違いで、本当は何十にもそれこそ……。

中嶋　WHOはその十四で勘弁して下さい、皆さんにわかるように（笑）。

司会　すみません、中嶋先生がちょうど「勘弁して下さい」とおっしゃったので、少し話しが専門的になりすぎて参りましたので、私もそろそろ勘弁していただきたいなと……(笑)。

中嶋　申し訳ございません。しかし、経絡ということは、伝統医学とかそういうこと以外にもこれから非常に重要な問題になってくると思います。

本山　なりますね。

中嶋　はい。これこそ第三の……。ですから、血管があって、内分泌系があって、そして今度は経絡系、この三つが二十一世紀にいかにしてハーモナイズできるかということで、これは人間の長寿にも関わってくるのじゃないかというのが私の希望なのですけれども。私は自分では実験することができませんから、将来若い皆さん方にやっていただきたいと考えております。

司会　先ほどからの中嶋先生と会長のお話しでは、最初は、会長が「何か大きなもの」の存在を感じたときに宗教が始まるという話しをなさり、それに対して中嶋先生が、ご自分も手術を受けられた時に同じようなことを感じられたというお話しをされました。次にスピリチュアリティと病気との関連、特に癌との関連で中嶋先生が「気」の話しをされました。

そこで、最初の、「より大きなもの」を感じたというお話しと、小田先生がおっしゃっている、「心身を背後で操るものとしての霊性」とか「精神と身体二元論を止揚する霊性」というお話しとは関係あるのでしょうか。また、本日「気」というのがキーワードとしてたくさん出まして、それが私にはちょっと予想外でしたが、その「気」というものが、霊性というか、スピリチュアリティとどのような関係にあるのか、その辺を小田先生にコメントをいただきたいと思います。

小田　私の申し上げることはどうも本山先生のお耳に届かないらしいので（笑）、司会者の本山一博先生に通訳していただこうと思ったのが一つあるのです。

つまり、スピリチュアリティ、霊性の問題が出てきましたが、この霊性の問題を認識することによって、霊性と経絡の関係ですね。本山先生は霊性と経絡の関係をどういうふうに認識していらっしゃるか、ちょっと伺って下さい。

司会　私が小田先生に申し上げた質問をそのまま本山会長に……。

小田　そういうことです。

司会　わかりました。要するにここで問題になっているスピリチュアリティ、霊性あるいは魂というものと、気と、さらに経絡は、どのような関係にあるのかということですが。

本山　これをわかりやすく言えば、霊にしても我々の人間存在にしても個体性をもっているわけですね。

個体性をもっているということは、何か物質的な身体というものをもたないと存在できないと思うのですよ。神様のようになれば、物に関係なく、純粋な何かとして、物も心も包む何か、ですけれども、そういうものになれば、「物とか心とかということでは定義できない何か」ですね、神というふうになれば。だけど、霊という場合は、死んでも生きても、少なくとも一つの自分の個性というか、個体性をもっているということは、物の原理に従っているというか、要するに身体性というのをもたないと存在できないのです。つまり霊というものも、仏教的に言えば解脱、あるいは道教で言えば無為自然、道にならない限りは、個体性をもっているということ、すなわち、霊の世界であってもやはり身体をもっているわけです。そういう身体をもっているから、霊魂の次元に目覚めた人ならば、霊の身体を、ちょうど我々を見ると同じように見ることができるわけです。

司会　霊の身体というのは、わかりやすく言うと、もし仮に死んで幽霊というものになったとしたら、その幽霊の身体が霊の身体という意味ですか？

本山　まあ、そういうことですね。だから実際に高い次元の魂というか、もっと解脱をしたような次元になれば、霊そのものも、魂そのものも、それからその魂がもっている身体、霊体も同時にわかるわけだけれども、普通の霊能者というのは霊体しかわからないのです、ほとんどは。そこでいろいろな間違いができるし、インチキができるのですよ。

小田　そうですね。

本山　その霊体が、やはり身体である限りは、ちょうど私たちの物理的次元における身体と同じように、一つの、エネルギーの系をもっているのです。――私たちの、物理的次元における身体は、血管とかリンパ系とか内分泌系の他に、体液の流れ、つまり経絡の系（エネルギーの系）がある。西洋医学と東洋医学の違うところは、物、つまり原子とか分子として生体をみるか、それとも原子とか分子とか以前の、一つのエネルギーの流れとしてみるかという違いが、東洋医学と西洋医学にはあるわけです。

そして、霊の身体もやはり一つのエネルギーの系をもっているわけです。

そのエネルギーが流れるのには幾つか中心がある。その中心が、霊の身体がよく動いている時には光って見える。そういうのをオーラという形で霊能者は見るわけです。そういうオーラが光の輪のようにみえる。「チャクラ」というのは「光の輪」ということで、ヨーガでは昔から、行をして或るところまでいってシッディを得るというか、魂あるいは神に目覚めてくると、人間一人ひとりがもっている霊体のチャクラというか、光の輪が見えるようになると言うのですが、それはキリストであろうと、仏陀であろうと、マホメットであろうと、皆同じような経験をもっているわけです。

そのチャクラというのは、精神的なエネルギーと我々の身体がもっている気のエネルギーとの転換をする場所なのです。ですから、私にはチャクラが見えるから、たとえば或る被験者のマニプラチャクラと称するものに精神的なエネルギーを送ると、マニプラチャクラは消化器系をコントロールする経絡系と関係が深いので、脾経、肝経、胆経、胃経などの、マニプラチャクラと関係のある経絡だけがエネルギーが増えて、他のチャクラ、つまり生殖器系とか、心臓循環器系、呼吸器系などを支配しているチャクラと関係している経絡系では、気のエネルギーは増えなかった。ということは、チャクラというのは、Psiのエネルギーを気のエネルギーに転換をする点だということなのです。

小田　わかりました。

本山　それで、霊の身体はやはりエネルギーの一つの系と考えられるが、ただそれがノンフィジカルなものだというところが非常に違うわけです。というのは、遠隔療法というのは、たとえば物理的な光ならば、距離の二乗に反比例して弱りますよね。ところが、距離には関係なく、こっちが受け入れる心ができておりさえすれば、ここで送っても、アメリカへ送っても、あるいは地球の裏側へ送っても、変わらないのです。

小田　わかりました。どうも有難うございました。

中嶋　それは私、スライドの一番最後に、「インターネット、サイバー医療は今後のスピリチュアルヘルスに使えるかどうか」というところで「クエスチョンマーク」を付けておいたのですが。

本山　そういうのを今一生懸命に調べている最中なのです。

小田　文明論的にいうと、今のお二方のおっしゃっていることは、情報系と物質系の関係について、物質系だけであって、情報系というのはどうでもいいというように考えていた近代の医療とか近代の考えは、今、情報というのが非常に大きな意味をもつことによって変わってきたという背景もあるのです。ただ今、よくわかりました。つまり私の「わかった」と思ったのは、本山先生がおっしゃったようなことと、中嶋先生がWHOを利用してなすってきたような、――それから医療というのは、実は今までは取りつく島がなかったのです。一方では「そんな神がかりな！」、一方では「お前ら、何もわかってない」ということだったのが、ここで接点が出てきたのです。

が、チャクラという具体的な接点があるというのは、たとえば心と身体は松果体が繋いでいるというようなデカルトの考え方が、――デカルトだってその時はそんなふうに考えざるをえなかったのだけれども、チャクラが接点かもしれない、と。要するに霊性という考え方を導入していくことによって、今まで本山先生がなさっていらっしゃったような研究と近代医学の間の接点が出てきた。そしてこの接点を開発していこうということが、いろいろな意味で、二十一世紀における健康問題の解決の一つの解き口になるということ、お二方のおっしゃったことを通分するとそういうことになるだろうと思うのです。

その時に、ちょっと別の次元のことをおっしゃったのは、宗教性というものと、それからいわゆる限界状況における体験、――人間というのは追い詰められたときの体験とか、あるいは死に瀕した時の体験、そういうのは結局、そこで「大きな力の存在」というものを感じるという問題がそこにありまして、「大きな力の存在」を感じるということは、ヨーロッパの方の宗教心理学ではノミノーゼ体験といって、大きな力の存在、驚嘆すべきものの存在を感じるということで、実はそういうものがなければ人間はただ退屈な日常性に埋没して生きていくだけであって、要するに自分の命の現世的な限界というものがわからなければ、ただ世俗的な生き方をしていますから、そうじゃない生き方もあり得るということがわかった時に、実は宇宙的な意味での生命の存在というものを感じることができるということを、お二方はそれなりにおっしゃったのだと思うし、萩生田先生もそういうふうにおっしゃっていると思う。

これは両者もちろん関係はありますけれども、WHOが言ったような意味での「健康」というのは、必ずしもそういう意味での、誰でも体験できないようなすごいことを考えなくても、霊性の存在を我々に示してくれている、そういうことになるのだと思いますが、ただ、本当の意味での宗教というのは、その最後の部分がなければだめなのです。たとえばライフスペースの信仰とか、オウム真理教のあの治療なんていうのは、あれは本当は少しも霊性的なものじゃない。オウム真理教の場合は、オウム真理教の信者の精神鑑定をしているとこの間申し上げましたけれども、その後いろいろ研究をした。結局、あれは現在までに得られた擬似科学的知識のつまみ食いですよ。

ライフスペースの高橋グルのやり方だって、実は全く主観的に科学的な事柄をこねまわして、これに勝手な宗教的な意味付けをしただけです。この場合はインド医学ですけれどもね。こういうものを見出して、こういうものにひっかからないように、「WHOは霊性を認めたじゃないか。だから我が輩の言うことを信じろ」というような連中の、こういうものを信じるな！ということを前からずっと言っていらっしゃったのは実は本山先生でありまして、そういう時に、こういうものがインチキだというふうに、これは我々は我々なりに考えますが、本山先生をここに引き出しているのですから、この際本山先生にもういっぺん伺いたい。「こういうものはインチキだ」という疑似科学的宗教治療、あるいはスピリチュアルヒーリングのインチキを鑑別する鑑別点というのを（笑）。本山先生、お考えを教えて下さい。

司会　こういう纏めでよろしいでしょうか？　要するに〝霊性〟というふりかけをかけたインチキが横行しそうだし、実際横行している。そのインチキと、ここで問題にしている本物のスピリチュアリティの見分け方を教えてほしいというお話しでしょうか？

小田　はい、そうです。

本山　それは中嶋先生がおっしゃっていたように、本当に霊性が開発されたとしたら、それは必ず、人、自然、そういうものと共存をして、愛とか智慧とか良心、善を行なう、人を助ける、それから新しいものを創造していく、というふうなものがスピリチュアリティの非常な特徴で、自分の教団だけが正しくて他のものは悪魔であると主張する、それから、その集団が非常に集金が上手である（笑）、こういうのは一種の魔的な存在というか、これはスピリチュアリティではないのです。一種の魔物ですね。そういうふうに思います。

本物のスピリチュアリティというのは、中嶋先生がスピリチュアリティの定義された項目をいろいろ挙げられたけれども、本当に愛とか智慧とか慈悲とか、社会を新しく、皆が仲良くやっていけるように創造する、そして自然や人間社会、そういうものが共生できる、そういうのがスピリチュアリティだと思うのです。

小田　私の大学院修了時の博士論文というのは、新興宗教の信者の精神医学的な研究なのです。それで、本当の宗教体験と偽の宗教体験というのを鑑別するのにはどうなのかということであって、実際のところが、一対一的には、彼らの宗教的な体験の本当か嘘かということは、心の病気、たとえば精神分裂病なりあるいは躁鬱病にかかっている、あるいはてんかんにかかっているということとは、そんなに一対一の相関ではないけれども、精神分裂病者の宗教体験というのはやはり利己的だし、特に悪魔がよく出てくる。「自分を迫害する悪魔」というようなものが主になってくる、喜びがない、というようなことはある。

けれども、やはりこの鑑別点というのは、私利私欲の追求とか、そこに創造の輝きというのが認められないとか、愛に基づく実践というものがそこになくて、要するに菩薩行の側面がなくて、利己的な頑な性質が出てくるのだというような、こういう説明に、精神病理学者の説明さえなってしまうのです。

　ですから、今本山先生のおっしゃったことは、宗教精神病理学が今まで言ってきたことは実はそれに他ならないのですけれども、私も実際いろいろな今までの自分の鑑定例だとか患者さんがおっしゃったことなどをもう少し研究して、もう少し正しい宗教体験と偽の宗教体験を区別するはっきりした指標ができないかというのがこれから私たちのやらなければならない仕事で、ただそれは、今勉強しているのですが、勉強しない間に私がアストラル・ボディになっちゃいそうで……（笑）。

司会　この年次大会のテーマが「ＷＨＯの定義」のことになったと去年伺った時に、スピリチュアルなものが入ったら、それはたいへん結構なことだと思う反面、非常に怪しくてインチキなものが跋扈する可能性もあるというふうに、二通りの印象を抱きました。今の小田先生のコメントを伺いながら、会長がご講演の中で、魂には、健康と病気という他に、善か悪かという、三つ目のファクターがあると話されたのを思い出したのですが、それは今小田先生のおっしゃったことと関係があるのですか？

小田　はい、そうなのです。要するに、その宗教を信じたことによって幸せになるかどうかということがクリティカル・ポイントだと言えば、これはオウム真理教だって大いに幸せになったと、オウム真理教が栄えていた頃の信者たちは言ったでしょうし、今でもそういうことを言っている人がいるから、だんだんオウム真理教は破壊活動防止法の適用を免れて、またのさばり出しています。そこが非常に難しいところで、これはやはりもっと本当に、ＷＨＯが言おうが言うまいがそういうものは拡大してきますから、偽予言者が増えるだろうということはキリストも予言していらっしゃるところであるし、このためにはやはり我々ずいぶん勉強しなければならないと思います。

中嶋　一言私付け加えますと、簡単なことで、今言っているのは、スピリチュアリティは健康の定義として、健康ということは、予防、病気にならないということ、病気にならないで長生きをするということですね。そのためのスピリチュアリティです。ところがこの頃のカルト集団とかオウムとかそういう方が言っているスピリチュアリティというのは、病気を治すスピリチュアリティ、心の悩みを治すスピリチュアリティ、治療的な考えを言っているわけです。それについては、非常にスピリチュアリティを悪用して、いろいろのカルト集団とかそういうものが出来てきているので、これは絶対に防がなければいけない。ですから、あくまでスピリチュアリティというのは健康の定義であり、そして予防のための、病気にならないため、長生きをするため、幸いなためのスピリチュアリティであるということです。

司会　今の中嶋先生のコメントはこういうことでよろしいでしょうか。要するにスピリチュアリティというのはよりよい生き様にかかわることであって、スピリチュアリティは風邪薬や注射ではない、そのようなことなのですか。

中嶋　はい。

本山　オウムのように、たとえばスピリチュアルなものを治療に使うという場合、本当に治ったかどうかを確かめてみないと、インチキかどうかわからない。

というのは、宗教の進化の歴史を見ていても、四百〜五百万年前の人間は石器とかそういうものをまだ持っていなかった。ところがだんだんに人間の魂が発達をする、進化をするにつれて、物を支配する、――今はインターネットでいろいろな物が出来る、コンピュータで原子爆弾を大陸弾道で飛ばすこともできる、そういうふうに、魂の進化あるいは宗教の進化というのは、物を支配する面ということで見れば、たとえば仏教が興隆した時にも、農産物がたくさん出来て、市場が出来て経済的な社会組織も出来た、そして軽工業も出来たというふうに発達をしてきていますよね。それから、キリスト教が出来た時代にも、いわゆる古代的なものから近代的な、現代に通じるような何かをもって出てきた。

そういう意味で、本当に信仰治療とかそういうものが本物であるならば、もっとそれが現実を支配する力になっているはずなのです。ですから、治った、治ったと言っていても、それは催眠術でも或る程度のことはできるわけですね。運動催眠、知覚催眠、あるいは人格転換というようなところまでいけば、本当は鉛筆を当てて、「これは火箸ですよ」と暗示をすれば、火傷が出来るわけです。「今肉を食べましたね」と言うと、胃の中に肉を消化するいろいろな消化液が出て来るというふうに、或る程度の生理的な現象は暗示だけでもできるわけです。ですから、そういうものとの見分けがね。

そういう催眠的なものをいっさい退けても効果があったかどうか、そしてその効果が本当にその人の全生涯を助けるような変化として何か生じたかどうかというのが、見分けになると思うのですよ。

司会　有難うございました。だいたいいつも、話しがのってきたと思うと終わりの時間なのでございますが、先生方、有難うございました。会場の皆様も最後までお聞き下さり有難うございました。皆様からのご質問をお受けすることができなくて申し訳ありませんでした。

それでは改めて、先生方、有難うございました（拍手）。

[註]

（1） 石川（達也）先生

一九二八年生まれ。九五年東京歯科大学学長。主な活動として第十九回日本歯科医学会総会・第二十二回アジア太平洋歯科大会会頭、東京歯科大学学会会長、(社)日本私立歯科大学協会理事・副会長、日本全身咬合学会会長、(財)老年歯科医学総合研究所理事、(財)ライオン歯科衛生研究所理事などを歴任。

健康と霊性　―WHO（世界保健機関）の問題提起に答えて―

2001年4月23日　　第1刷

編集者　本山カヲル
発行者　本山カヲル

発行所　宗教心理出版

〒181-0001　東京都三鷹市井の頭4-11-7
TEL 0422-48-3535　FAX 0422-48-3548
URL.http：//www. iarp. or. jp/

印刷所　㈱平河工業社

ISBN 4-87960-057-1

本山 博 著作集

啓示された人類のゆくえ
四六判 312頁 2,718円

人間と宗教の研究
地球社会へ向けて
四六判 225頁 2,524円

地球社会における生き方と宗教
人類に幸せと霊的成長をもたらすもの
A5判 290頁 2,913円

霊的成長と悟り
カルマを成就し解脱にいたる道
四六判 239頁 1,262円

カルマと再生
生と死の謎を解く
四六判 262頁 1,942円

祈りと救い
真の祈りとは何か
四六判 232頁 2,039円

神々との出会い
苦しみを超え、真の自由、愛、智慧を得る
四六判 307頁 1,262円

宗教の進化と科学
世界宗教への道
A5判 196頁 2,200円

輪廻転生の秘密
再生、カルマとそれを超える道
四六判 210頁 1,300円

奇跡と宗教体験
神様に導かれたすばらしい人生
四六判 233頁 1,000円

【密教ヨーガ・瞑想指導書】

現代社会と瞑想ヨーガ
四六判 254頁 1,553円

チャクラの覚醒と解脱
A5判 368頁 3,689円

超意識への飛躍
瞑想・三昧に入ると何が生ずるか
B6判 190頁 1,262円

密教ヨーガ
タントラヨーガの本質と秘法
A5判 238頁 2,000円

自分でできる超能力ヨガ
四六判 252頁 1,262円

―― 名著刊行会 ――

気・瞑想・ヨーガの健康学
四六判 240頁 2,500円

坐禅・瞑想・道教の神秘
四六判 250頁 2,330円

呪術・オカルト・隠された神秘
四六判 214頁 1,800円

宗教と医学
四六判 265頁 2,524円

宗教心理出版

※本体価格